医療管理

病院のあり方を原点からひもとく

池上 直己

聖路加国際大学公衆衛生大学院特任教授

医学書院

著者略歴

池上直己 (いけがみ・なおき)

1949年東京都に生まれる．1975年慶應義塾大学医学部卒業．1981年医学博士．1990年慶應義塾大学総合政策学部教授，Pennsylvania大学Wharton校訪問教授，1996年慶應義塾大学医学部医療政策・管理学教室教授を経て2015年慶應義塾大学名誉教授，2016年から聖路加国際大学特任教授．医療・病院管理学会理事長，医療経済学会会長，日本クリニカルパス学会理事および中医協の調査専門組織・慢性期入院医療の包括評価調査分科会長・同DPC評価分科会委員などを歴任．

現在，全日本病院協会監事，日本病院会参与，東京都医師会病院委員会委員．

主著に，『日本の医療——統制とバランス感覚』（共著，中央公論社，1996），『臨床のためのQOL評価ハンドブック』（編著，医学書院，2001），『インターライ方式ケアアセスメント——居宅・施設・高齢者住宅』（監訳，医学書院，2011），『インターライ方式ガイドブック——ケアプラン作成・質の管理・看護での活用』（編集，医学書院，2017），『日本の医療と介護——歴史と構造，そして改革の方向性』（日本経済新聞出版社，2017）など．

医療管理—病院のあり方を原点からひもとく

発　行　2018年7月1日　第1版第1刷©

著　者　池上直己

発行者　株式会社　医学書院

　　　　代表取締役　金原　俊

　　　　〒113-8719　東京都文京区本郷1-28-23

　　　　電話　03-3817-5600（社内案内）

印刷・製本　平河工業社

本書の複製権・翻訳権・上映権・譲渡権・貸与権・公衆送信権（送信可能化権を含む）は株式会社医学書院が保有します．

ISBN978-4-260-03611-5

本書を無断で複製する行為（複写，スキャン，デジタルデータ化など）は，「私的使用のための複製」など著作権法上の限られた例外を除き禁じられています．大学，病院，診療所，企業などにおいて，業務上使用する目的（診療，研究活動を含む）で上記の行為を行うことは，その使用範囲が内部的であっても，私的使用には該当せず，違法です．また私的使用に該当する場合であっても，代行業者等の第三者に依頼して上記の行為を行うことは違法となります．

JCOPY 〈出版者著作権管理機構　委託出版物〉

本書の無断複製は著作権法上での例外を除き禁じられています．複製される場合は，そのつど事前に，出版者著作権管理機構（電話 03-3513-6969，FAX 03-3513-6979，info@jcopy.or.jp）の許諾を得てください．

まえがき

　医療管理は現場における実務であるので，「学」としての「理論」・「分析」は不要であるという考え方もある．実務において最も必要とされているのは，診療報酬の改定への対応方法である．そうであるならば，医療管理の本の中心テーマは，診療報酬にするべきであろう．ところが，診療報酬の改定は厚生労働省と医療団体の激しい交渉の産物であるので，解析するのは難しく，しかも絶えず改定されるので，その内容はすぐに陳腐化する．

　一方，経営学の視点から医療管理を取り上げようとすると，医療の特殊性に阻まれる．すなわち，病院の収益と費用のほとんどは，医師の指示によって発生するので，効率性を追求しようとしても，医師の裁量権と業務独占によって大きく制約される．そのうえ，医師の技能は各個人に帰属するので，医師が管理者と意見が対立して退職しても，ほぼ同じ条件ですぐにも新たな就職先を見つけることができる．これは一般の被用者にはない特性であり，しかも病院職員の9割は，有資格者であるゆえ，同じように容易に転職できるので，管理者の立場は弱い．

　本書は，こうした医師と病院の特性，およびその日本における両者の特異性を踏まえて，病院の内部環境において，どのように組織を改革し，人事や財務を管理すべきかを追求する．次に，外部環境としての医療計画・地域医療構想・診療報酬，および診療圏の動向を解説し，こうした状況で病院が連携関係を構築するには，互いに競争関係ではなく，補完関係にある必要性について解説する．そして最後に，民間中小病院における内部・外部環境への対応をケース・スタディとしてまとめている．

　医療管理を初めて学ぶ方は，最初の章から順に読まれることをお勧めする．これに対して，忙しい実務家の方は，Ⅲ章の経営改革より始め，Ⅶ章まで進まれた後，ご関心があればⅠ章とⅡ章に戻って，医療の特異性を再確認されることをお勧めする．病院のあり方を原点からひもとくことが，より的確な経営判断に結びつけば幸いである．

　著者は一貫して研究者として大学で過ごし，経営実務の責任者になったことは

ない．したがって，もし本書が読者の参考になるとすれば，著者の納得する形で各課題を論理的な整合性を持つように整理したことにある．

　執筆に当たっては，2005年度に開校した慶應義塾大学大学院健康マネジメント研究科におけるヘルス・サービス人的資源管理論の科目，および全日本病院協会の事務長研修（2001年度開始），同看護部門長研修（2004年度開始），同トップマネジメント研修（同2005年度開始）において，それぞれ講師を担ったことが大きな財産となっている．また，本書執筆の直接の動機も，聖路加国際大学公衆衛生大学院で，本年度より開講される「病院管理」を担当するに際し，教科書を用意する必要にあった．

　筆をおくに当たり，本書全体を通してご助言いただいた髙木安雄慶應義塾大学名誉教授，および渡辺明良聖路加国際大学法人事務局長にお礼を申し上げたい．米国における nurse practitioner およびⅡ章の医師・病院の発達については Northwestern 大学の Joel Shalowitz 教授に，Ⅲ章の病院における日本的経営については Massachusetts 大学の Seth Goldsmith 名誉教授に，Ⅳ章の人事管理については慶應義塾大学大学院経営管理学研究科の大藪毅講師に，Ⅴ章の財務管理については医療経済研究機構でともに調査研究に取り組んだ独立行政法人国立病院機構本部の服部啓子経営情報分析専門職に，それぞれ深謝する．

　Ⅶ章のケース・スタディは，社会医療法人高橋病院の高橋肇理事長を始め職員の皆様のご協力によって作成することができた．本ケースは，全日本病院協会が実施してきたトップマネジメント研修コースの教材として，川原経営総合センター事業推進企画部の田川洋平副部長の協力を得て執筆した．本書への転載を認めていただいた全日本病院協会に感謝を申し上げる．

　最後に，Ⅰ〜Ⅳ章およびⅥ章は，雑誌『病院』の2018年1〜5月号に連載したものを，本書のために見直し，加筆・修正した．またⅤ章の元になった論文は，同誌2010年2月号に掲載されている．医学書院の関係者に感謝する．

　2018年4月2日

池上直己

目次

■ まえがき iii

I章 医療の特異性 1

1 専門職による対応とその課題 1
1-1 医師の裁量権 1
1-2 専門職としての医師の課題 2

2 経済学の効率性 3
2-1 分業による効率化 3
2-2 タスク・シフティングによる効率化 4

3 医師，医療職者の報酬 6
3-1 報酬を決めるうえでの課題 6
3-2 支払方式との関係 8

4 包括報酬の導入 9
4-1 諸外国における DRG の導入 9
4-2 日本における DPC / PDPS の導入 10

まとめ 10

II 章 医師と病院の歴史 13

1 英米における医師の歴史 ……………………………………… 13
- 1-1 英国における経緯　13
- 1-2 米国における経緯　14

2 英米における病院の歴史 ……………………………………… 15
- 2-1 貧困院からの分離　15
- 2-2 病院と医師の関係　16

3 日本における医師・病院の歴史 ……………………………… 17

4 大学医局と専門医制度 ………………………………………… 20
- 4-1 大学医局の功罪　20
- 4-2 専門医制度の体系化　21

5 病院管理の確立 ………………………………………………… 22
- 5-1 病院管理の創設　22
- 5-2 病院管理学の確立　23
- 5-3 日本における病院管理　24

まとめ …………………………………………………………… 25

III 章 病院の経営改革 28

1 業務の性質と組織の類型 ……………………………………… 28

2 病院の組織 ……………………………………………………… 30
- 2-1 医師への権限の集中　30
- 2-2 日米の対比　31

3 業務の捉え方を見直す ………………………………………… 32
- 3-1 プロセスの標準化　32
- 3-2 その他の統合方法　34

4 規範の標準化 ··· 35

　4-1　日本的経営の適用　35

　4-2　病院のパフォーマンスとの関係　36

5 病院特性との関係 ··· 37

　5-1　病院の機能との関係　37

　5-2　公私による相違とグループ化の課題　37

まとめ ·· 38

Ⅳ章　人事管理　　40

1 人事管理の歴史 ··· 40

　1-1　2つのルーツ　40

　1-2　日本的経営とその変容　41

　1-3　年功給に代わる体系の模索　42

2 医療の特殊性 ·· 43

3 医師の人事管理 ··· 44

　3-1　医局制度と非金銭的報酬　44

　3-2　医師の働き方　45

4 看護職の人事管理 ··· 47

　4-1　看護職の特性　47

　4-2　人員配置基準の維持　47

　4-3　外部労働市場の活用　48

5 医療スタッフ(コメディカル)の人事管理 ··············· 49

6 事務職と一般的管理技能 ··································· 49

　6-1　事務職の位置づけと事務長への抜擢　49

　6-2　一般的管理技能の取得　50

まとめ ·· 51

vii

V章　財務管理　54

1　財務会計 ……………………………………………………………… 54

2　管理会計の責任単位 …………………………………………………… 56
　2-1　責任単位の設定　56
　2-2　責任単位としての診療科　56

3　費用の配賦方法 ………………………………………………………… 58

4　診療科へのフィードバック …………………………………………… 60

5　診療科の収支 …………………………………………………………… 61

まとめ ……………………………………………………………………… 63

VI章　病床機能と医療連携　65

1　病床機能 ………………………………………………………………… 65
　1-1　医療法の改正　65
　1-2　地域医療構想　67
　1-3　診療報酬の改定　69

2　医療連携 ………………………………………………………………… 75
　2-1　自院・法人の分析　75
　2-2　医療連携の推進方法　76

まとめ ……………………………………………………………………… 78

VII章 ケース・スタディ
——病床再編・医療連携・人事管理　80

ケースの着眼点 ……………………………………………………… 80

1 背景と沿革 ………………………………………………………… 81
- 1-1　これまでの経緯　83
- 1-2　"老人病院"体質からの脱却　90

2 病床再編 …………………………………………………………… 95
- 2-1　再編の経緯　95
- 2-2　意思決定のプロセスと今後の課題　102

3 医療連携 ………………………………………………………… 108
- 3-1　リハビリテーションへの特化と急性期病院との連携強化　110
- 3-2　市立函館病院との関係強化　110
- 3-3　医療連携の現状　113
- 3-4　IT 戦略　123

4 人事管理 ………………………………………………………… 133
- 4-1　明確な経営戦略　133
- 4-2　改革の経緯　134
- 4-3　採用　136
- 4-4　能力開発と評価　140
- 4-5　給与体系　146
- 4-6　定着に向けた施策　148
- 4-7　今後の課題　153

■ **索引**　157

I章

医療の特異性

1 | 専門職による対応とその課題

1-1 医師の裁量権

　どのような患者が，いつ受診するかはわからないので，それに対応できるよう，医師には広範な裁量権が与えられている．裁量権を有するのは医師だけでなく，伝統的に神父(牧師)や弁護士も持っている．これらの職業に共通する性質は，いずれも密室において，再現性のない個別的な状況に対応することであり，そのために裁量権が必要である．

　実は，こうした裁量権を持っている3つの職業が，伝統的に「専門職」に位置づけられており，欧米の大学は，これらを担う者を養成するために神学・法学・医学の3つの学部を母体に創設された．いずれの学部においても，経典・古典を介して真理を探究し，学生に教授した．そして学園生活を共有することによって，倫理感を育むことも重要な要素であった．医学においては，19世紀になってから自然科学としての実証的な研究が重視されるようになったが，根底にある真理の探究と倫理観の醸成という点では連続性が保たれた．

　専門職の理想的な形態として，社会学者のEliot Freidsonは下記の5つの特性を提示した[1]．

① 理論的基盤と特殊な技能に立脚した専門性を要する特別な職務を担う
② 専門職者自らが互いに分業する形式を決める

③ 労働市場において資格によって保護された特別な地位にある

④ 専門職者自らが作った基準に従って，高等教育の場で学ぶことで資格が付与される

⑤ 職業倫理において利他性，および経済効率より質をそれぞれ重視する

　医師において，①は医学研究による担保，②は医師同士の話し合いによる診療科間の境界の規定，③は医師法による医業の独占，④は国家試験の問題作成や専門医の研修内容の規定，によってそれぞれ満足されている．特に医業の独占は法律によって規定されているので，医師の地位は盤石である．なお，営利を目的とした病院に対する規制は，⑤の要件を担保するために必要であると解釈できる．

1-2　専門職としての医師の課題

　専門職の課題は，第1に高邁な理念と実態との間にギャップが常に存在することである．そもそも医師の資格と医学的知識，医学的知識と提供する医療の間には明確な関係がないことが各国で検証されている[2]．その理由は，医師の評価を，市場における競争によっても，選挙における投票によっても行うことが難しく，基本的には同僚(peer)に任されていることにある．そして同僚として行うことも難しく，知識・技能については，例えば診療指針を厳密に適用すれば患者の個別性に対応できなくなり，逆に大まかにすれば順守したと判断できる範囲は限りなく広がる．

　第2に，日本には医師を，神父(牧師)，弁護士とともに「専門職」として養成する大学がなかったことがある．すなわち，仏法を学ぶための僧院や儒教の学問所はあっても，これらと医師の養成場所との接点はなく，明治時代になって大学が創設されたが，真理の探究よりも，欧米の文明を効率的に伝授することが目的であった．そのため専門職としての規範を共有する機会はなく，明治時代のドイツ人医師 Erwin von Bälz は東京大学医学部附属病院を「伏魔殿」と評した[3]．こうした日本の特徴は，外国への医師の移住も，また外国からの移住も少なかったこともあって，純粋培養されて保たれてきた点にも留意すべきである．この影響をⅡ章において英米と日本の歴史的背景を比較し分析するので，本章では医師国家試験が戦後占領軍により導入された以後も，医師免許による技能面と倫理面の担保が不十分である点を指摘するに留める．医学部に入学した者のほとんどは最終的には卒業して医師免許を取得し，この割合は2割程度に留まっている法科大学

院と対照的である．また更新制度もなく，医道審議会による医師免許の剥奪は，独自の調査に基づいて行っているわけではなく，司法の判決や保険請求の不正発覚を受けて行っている．なお，新専門医制度の影響については，Ⅱ章とⅥ章で取り上げる．

　第3に，医師は専門職として経済的な制約を直視してこなかったことである．医師は，眼前の患者に最良の医療を提供することを規範としてきたが，このように対応すれば，資源は限られているので，それ以外の患者には，同じレベルの医療を提供できない可能性について考えてこなかった．この課題をひもとくために，次節において，経済学の効率性の概念を医療に適用するうえでの課題について解説する．

2 ｜ 経済学の効率性

2-1　分業による効率化

　経済学の元祖である Adam Smith は，次のとおり効率性を達成できると説明している．すなわち，今まで1人が1日1本程度しか作れなかったピンの製造を，1人が針金を引き出す，2人目がまっすぐに伸ばす，3人目が切る，4人目が一方の先を尖らす，5人目が反対側を丸くする，などの18人の工員による単純作業に分割することによって，毎日48,000本のピンを生産できる．こうした1日48,000本の生産規模は，市場で売れる見込みの本数から導き出しており，それに基づいて18人の分業体制も考案されている[4]．

　分業において重要な点は，各工員の作業内容がそれぞれ明確に規定され，単純化されていることである．すなわち，職人が工芸品として作っていたピンを，それぞれの熟練を要しない単純な工程に分けることによって，1つのピンを製造するのに要する時間を大幅に短縮し，工賃も下げられたので効率化できた．こうした工程の規格化と分業が可能であった理由は，完成品であるピンの質と価値が同じであることを手に取って確認でき，市場における需要も予測できた点にある．

　これに対して医療においては，患者の状態はそれぞれ異なるので，医師は裁量権を持って対応する必要がある．これをピンの職人にたとえるなら，それぞれが顧客のニーズに従って，各々の裁量でオーダーメイドのピンを作ることを意味する．このように個別的な対応を基本としている限り，医療において効率性を追求

2 経済学の効率性　　3

できない.

　そこで，患者に対する第一義的な責任を，医師個人ではなく，病院が組織として担うように改めることが一つの方法である．すなわち，病院が各医師の行う診療内容と患者のアウトカムの関係を分析し，最も良い転帰を，最も低いコストで提供する体制を築くことである．実は，こうした対応を Ernest Amory Codman は 1910 年にすでに提唱したが，医師が猛反発し，Codman は Massachusetts General Hospital の医師団から放逐された[5].

　その後，患者の転帰は，患者の特性によって大きく規定されることを鑑み，医療監査(medical audit)は医師の専門技能の質，および病院の施設設備と運営面の整備を対象とする構造やプロセスの評価が中心になった[6].　現在，アウトカムの評価が再び注目されているが，患者の個別性を統計的に調整するプロセスに対して必ずしも納得が得られておらず，退院後の状態を把握する必要もあるので障壁は高い.

2-2　タスク・シフティングによる効率化

　医師が専門分野ごとに分業すれば，質は高まるかもしれないが，費用はむしろ増えることになる．なぜなら，それぞれの専門分野において，より精緻な診断とより特化した最新の治療が追求されるので，より多くの資源を使うことになるからである．実は，こうした理由により，プライマリ・ケア(1 次医療)において患者を適切に振り分け，各専門分野の診療が終了した時点で，再び引き受ける体制が重視されている.

　したがって，効率性の追求は，医師同士の分業によってではなく，質を担保したうえで，医師よりも人件費の低い職種に移す必要があり，それがタスク・シフティングである．例えば医師の行っていた事務作業をクラーク，検査業務を臨床検査技師に任せれば，医師はその分，診断・治療に専念できるので歓迎される．しかし，医師の裁量権を侵し，報酬の低下につながる可能性のある分野については，医師は医療の「質」が損なわれるという理由で反対する.

　米国では，こうした懸念を払拭するため，医療機関ごとに医師がタスク・シフティングの対象となる患者や業務をそれぞれ決めたうえで，nurse practitioner (NP)や physician assistant(PA)に任せており[7]，こうした動きは医師の一人開業が少なく，グループ・プラクティスが大半であることによって促進されている．任せる範囲は，州法によってそれぞれ規定され，診療科や医療機関によって異なる.

4　　Ⅰ章　医療の特異性

しかし，生活習慣病を管理するうえで，処方や検査のオーダーを含めて広範であり，Medicare（高齢者などの公的医療保険）は医師の報酬の8割を支払う[8]．

これに対して，日本では特定行為に係る看護師の研修制度によって，タスク・シフティングの対象となる行為を胃瘻カテーテルの交換などの38の行為に限定し，さらに対象となる患者の状態も医師の手順書によって規定して，看護師に業務の移管を図っている．制度が普及し，医師が手順書を作成するようになれば，看護師の業務範囲は増し，医師の負担は軽減する．問題は10万人の看護師の修了者が計画されているが，共通科目として315時間，区分別科目として15〜72時間の実習を含む重い負荷が課されていることにあり，軽減を図る必要がある[9, 10]．

次に，看護業務の移管については，療養上の世話における専門性が十分認知されていないこともあって，看護師から准看護師，および看護職から看護助手・介護職へのタスク・シフティングに対する根強い反対がある．医療法上は看護師と准看護師との間に業務や人員配置に差を設けていないが，診療報酬では，看護師が看護職員全体に占める割合が一定以上であることが基準看護を請求する要件となっており，この割合は1959年には5割以上，1995年には7割以上になった．こうした要件もあって，1970年代は看護職員全体の半数を占めていた准看護師は，現在は1/4に低下しており，また看護助手から准看護師になるルートも，准看護師学校の閉鎖などで難しくなっている[11]．

他の医療職においても，医師に限りなく近い専門職としての地位の確立を目指しており，それを担保する「奥義のある知識」の修得を担保するために養成校を4年制大学への昇格を図ってきた．そのため看護師と同様に，これまで高めた地位を損ねかねないタスク・シフティングは難しい．しかしながら，今後は高齢者のケアを提供する在宅や施設において，各職種の業務をそれぞれの細分化した分野に限定するのは非効率である．例えば理学療法士と作業療法士の両方の資格を持っていれば，特に介護現場などでは一人で両方のニーズに対応できる．医師と同様に，職種ごとに分業が進めば，それぞれの領域における質は向上するかもしれないが，アクセスを悪くし，コストを高くする可能性についても留意する必要がある．

一方，患者に対応するうえで裁量権を要しない部門については，タスク・シフティングを進めることで効率化できる．例えば，患者の受付，給食，検査などの業務について，手順や委託契約を見直すことで，費用を抑制できる．これらの部

2 経済学の効率性　　5

門はⅤ章で解説するようにコスト・センターであるので収益を直接生まないが，業務を効率化すれば，医師の診断・治療のプロセスは迅速になり，さらに病院の組織風土を変えることによって，医師の対応も変わる可能性がある．

3 医師，医療職者の報酬

3-1 報酬を決めるうえでの課題

　「医は仁術」という言葉に代表されるように，医師は対価を顧みず，人道的な立場から医療を提供するべきである，という理想を掲げてきた[12]．そのためか，医師，医療職者の人件費を合計すると，医療費の約半分を構成するにもかかわらず[13]，報酬水準についての議論はあまり行われていない．例えば，Frenk らの 21 世紀の医療職者の教育に関する独立委員会の報告書は，教育手法の刷新，チームワークの重要性などの指摘に留まっている[14]．また，医師法 19 条の応召義務は，医師の労働時間との関係で問題になっているが，求めに応じた場合の医師の報酬について触れられていない．

　そこで，医師の報酬を分析する際は，第 1 に国民の一人当たりの平均所得と比べて比較する必要があり，Conover によるとノルウェー 1.9 倍，英国 3.7 倍，米国 5.8 倍，オランダ 8.7 倍などであり，専門医の方が一般医よりも所得が高かった[15]．これに対して，日本は賃金センサスによると勤務医は勤労者の平均所得と比べると約 3 倍であるのに対して，看護師はほぼ同じ水準であった[16]．医師の 1/3 は診療所で診療し，そのうちの 7 割は開設者・代表者であり[17]，これらの医師の所得は勤務医より高いので，全体としては 3 倍より若干高くなるが，諸外国と比べて高いわけではない．

　第 2 に，他職種と報酬を比較する際，働く時間も考慮する必要がある．医師の勤務時間は他の職種と比べて長いので，報酬として多くても，時給単価にすればそれほど高くない可能性がある．ただし，こうした比較を行うためには，医師の病院にいる時間を，業務に従事する労働時間と，自己研鑽の時間に分ける必要があるが，Ⅳ章で解説するように，えり分けるのは難しい．また，各サービスに対する単価を決める際に，提供するのに要する時間は，医師の熟練度や病院の人的・物的支援によっても大きく異なるので，標準原価を計算することは難しい．

　第 3 に，ワーク・ライフ・バランスはライフ・ステージによって異なり，研修

期間中は技能の獲得，子育て中は報酬よりも勤務時間が短く夜勤がないこと，また中高年は体力に合った職務がそれぞれ重要である．したがって，医師，医療職者の全体としての必要な人数よりも，他の分野と同じく，各人の求める雇用条件と，医療機関の求める人材の性質によって，労働市場で決まることになる．雇用条件を弾力化すれば人材の獲得が容易になる可能性があり，看護職などに短時間正職員制度を導入し，希望する勤務時間に対応した報酬を正職員と同じレベルで支給することによって，子育てによる中断や離職も回避できる．

第4に，地域や診療科による報酬の相違も，歴史的・慣行的に由来しており，明確な根拠はない．また，報酬を比較する際に，金銭的な報酬と同時に，非金銭的な報酬についても考慮する必要がある．どのような場合に，非金銭的な価値を見いだすかは，各個人の生活歴や教育環境によって異なるが，医師は専門性の高い医療を，設備・人員の整備された大都市の大病院で担うことを一般的に高く評価している．

したがって，これらの病院においては，金銭的な報酬が少なくても，医師を確保しやすいはずである．事実，公立病院における医師の給与を比較すると，IV章で詳しく述べるように，町村立の方が設備の整備されている指定都市立よりも2割ほど高かった[18]．このような補完的な関係は日本独特であり，諸外国では前述したように非金銭的報酬の高い専門医の方が，金銭的な報酬も高くなっている．すなわち，大病院の専門医の方が，郡部のプライマリ・ケアの医師よりも報酬が多い．その理由は，医師の報酬は交渉によって決まり，交渉において専門医の方が，プライマリ・ケアの医師よりも歴史的に大きな力を持っていたことにある．

第5に，医師，医療サービスの地位財（positional good）としての価値である．すなわち，医師の価値は，専門医としての資格の有無だけでなく，「名医」の希少性にもあり，有名病院の価値も同様である．地位財として高く評価されている医師と病院で医療を受けることができれば，治るかどうかにかかわらず，それ自体に高い価値があると評価されるので，患者は相応に高額な料金を払う用意がある．こうした需要があるため，米国では評価の高い医師によるMedicareで規定した低い報酬しか払わない患者の拒否，ドイツではChef Arzt（診療部長）による私的保険に加入している患者の高い報酬での診療，フランスでは専門医による差額の徴収，英国では顧問医による私費患者の診療がそれぞれ行われている．

こうした対応を平等が原則である医療の汚点と見るか，あるいは現実的な妥協と見るかは，立場によって異なるであろう．名医が対応することによって患者の

予後が明らかに異なれば問題であるが，それを比較対照試験で検証することは不可能である．したがって，地位財としての価値に留まるゆえ許容できる，と割り切ることもできる．なお，日本では「謝礼」という形で水面下において対応されていたが，それに代わる方法が確立されないまま下火になっている．医師の報酬については，Ⅳ章の人事管理で再び取り上げる．

3-2　支払方式との関係

　勤務医の大半は固定給で雇用されているが，医師としての対応は，医療サービスに対する支払いが出来高払いであるか，包括払いであるかによって，大きく異なるはずである．医師は一般に出来高払いを好むが，その理由は，単に自分の働きが病院の収益に反映するからだけではなく，患者の利益と医師の生活者としての糧が一致することにある．これに対して包括払いでは，サービスを増やせば病院の持ち出しになるので，利害は一致しない．患者にとって必ずしもサービスが多いほど良いわけではないが，医師は資源の配給者としての立場と，患者の代理人としての立場を両立させるのは難しいと考えられてきた．

　しかしながら，医師が社会全体の利益を見据えて，公正なプロセスに従って資源を配給することは，今後ますます求められることになろう．実は，こうした対応は，出来高払いが基本であっても行われており，例えば臓器移植のレシピエントを決める際，あるいは災害時にトリアージする際は，配給者の立場に立って対応してきた．また日常の診療場面においても，例えば午後に手術を控えていれば，午前の患者を早く診終わるという形で無意識に医師は自分の時間を配給している．

　今後は，医師の資源配給者としての役割と，患者の代理人としての役割をバランスさせることがますます求められよう．確かに難問であるが，そもそも医師が裁量権を行使して「適切」とする医療サービスの範囲は**図表Ⅰ-1**に示すように，多くの場合，絶対的な基準に従って決めているわけではない．すなわち，患者の特性だけでなく，医師の特性や支払方式によっても「適切」の範囲は異なっている．医師によるばらつきを減らすことがEBM（Evidence-based Medicine：根拠に基づく医療）の目標であるが，それに資源の配給者としての役割を加える必要があり，そうなると自分の取り分となる報酬を直視することがますます求められよう．

図表Ⅰ-1　ある病気に対して，医師が適切と判断する医療サービスの範囲

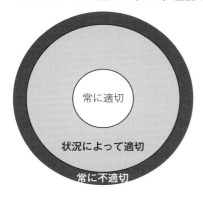

「状況によって適切」とは：
・患者の特性：
　症状・合併症・年齢 など
　EBM（Evidence-based medicine）の目標
・医師の特性：
　地域・所属する機関・研修した機関・経験 など
・保険からの支払い方式：
　出来高払い，包括払い など

（池上直己：医療問題．p.20．日本経済新聞社，1998）

4　包括報酬の導入

4-1　諸外国におけるDRGの導入

　国民に対して医療サービスを公平に提供するためには，医療費の請求を，各医師の裁量に任せることはできず，政府が権力によって徴収した保険料や税を，定められた方法に従って，医師・医療機関に配分する必要がある．その際，最も容易な方法は，各病院に対して，前年度の実績に基づいて，次年度の予算を作成し，人件費・材料費などの費目ごとに配分することである．かつて日本の国立病院に対しても，このような形で予算が配分されており，そのため医師・医療職者は厳しい定員管理下に置かれていた．

　予算方式の問題として，働くインセンティブが乏しいこと，年度の予算を消化した時点で活動ができなくなることなどがある．実は，こうした弊害に対処するため，ヨーロッパ各国および途上国では，DRG（Diagnosis related groups；診断群）を導入し，DRGによって各患者に要した費用を重みづけた退院患者数に基づいて予算を配分するように改めた．その結果，病院は経営的に自立するようになり，扱う患者数も増えて稼働率は向上した[19]．

　これに対して米国は，患者の1入院当たりの支払額をDRGによってそれぞれ規定するPPS（Prospective Payment System；事前支払方式）として1983年から

導入した．その背景には，DRG‒PPS が導入される前は出来高払いで，しかも自由料金であったので，1965 年の Medicare 施行による医療費の高騰があった．DRG‒PPS によって入院期間は短縮したが，死亡率や再入院率は変わらなかったと報告されている[20]．しかし，医療費は抑制されなかった．

4-2 日本における DPC / PDPS の導入

日本は，欧州などのような予算制でも，米国のような自由料金でもなく，出来高払いを原則とするが，診療報酬によって点数（料金）だけではなく，請求できる要件も改定することによって回数も統制してきた．こうした制度の下で医療費を比較的よく抑制してきたが，一方では病院として収益を上げる必要があるので，改定の子細を決める各医療団体と厚生労働省（以下，厚労省）保険局医療課の担当官の交渉は熾烈である．

交渉の対象は専門的であるので現場を知らない支払側の委員には理解しにくかったが，出来高払いを原則としている限り，医療費は青天井になるので高騰し続けるという思いは強く，そのため包括払いの導入を強く求めてきた．それを受けて，2003 年より日本の独自の DPC / PDPS（Diagnosis Procedure Combination / Per Diem Payment System）の導入が開始された．

ところが，導入によって医療費が抑制されたというエビデンスはなく，むしろ増加したと推測される．なぜなら，調整係数の導入によって病院は出来高払いの時と同じ収益が保証されたうえ，MRI などの検査を外来にシフトさせることによって，収益を増やせたからである．そのため DPC / PDPS を選ぶ病院は急速に増え，一般病床の過半数を占めるようになった．一方，包括化によって請求業務は簡素化されると考えられたが，入院期間によって異なる日額定額制の採用，および患者情報の整備などの政策目的を達成するためにさまざまな係数の導入によって，世界に類を見ない複雑な体系になっている[21]．病院は DPC / PDPS に対応するために組織的な変革に迫られ，その結果，医師の裁量権は縮小したが，後述するようにプロセスの標準化とコストの管理は進んだ．

まとめ

Freidson は，医師の専門職としての裁量権は，管理者の権限が拡大しても，また患者による情報へのアクセスが容易になっても，侵されないと結論付けている[22]．なぜなら，医師は患者の個別的ニーズに対応する必要があるので，規格化

には自ずと限界があり，また患者の情報へのアクセスが容易になっても，必要な情報の取捨選択は依然として難しいからである．ちなみに AI（artificial intelligence）が発達しても，医師は患者からの訴えに対応しているだけでなく，気づかぬ問題をニーズとして把握し，またそれぞれの状況に対応して説明する必要があるので，機械に任せるのは困難であろう．任せるなら，それはリアル・タイムで情報を共有できる他の医療職者である．

　以上の点を無視して，病院を一般の組織と同じように管理すれば失敗する．しかし，一方では病院の置かれている環境は厳しくなっており，その基底には，患者の求める最良の医療と，社会が負担する用意のある医療費のギャップがますます拡大していることにある．その結果，医師は患者の代理人だけではなく，資源の配給者としての役割も求められている．両者の接点が診療報酬であり，そのため病院の管理者は改定に即応しなければいけないが，医療の特異性に常に留意して本質を見失わないように対応する必要がある．

文献

1) Freidson E：Professionalism；The Third Logic. p127, Blackwell, Cambridge, 2001
2) Das J, Woskie L, Rajbhandari R, et al：Rethinking assumptions about delivery of healthcare：implications for universal health coverage. BMJ 2018；361：k1716
https://doi.org/10.1136/bmj.k1716（2018 年 6 月 4 日確認）
3) ベルツ，エルウィン，菅沼竜太郎（訳）：ベルツの日記（上）改訳版，岩波書店，1979
4) Smith A：Ch. 2, Of the Principle which gives Occasion to the Division of Labour. An Inquiry into the Nature and Causes of the Wealth of Nations.
http://www.econlib.org/library/Smith/smWN1.html#B.I（2018 年 3 月 23 日確認）
5) Bundy D：The Joint Commission and patient safety.
http://ocw.jhsph.edu/courses/PatientSafety/PDFs/Safety-Sec17OCW_Bundy.pdf（2018 年 3 月 23 日確認）
6) Lembcke PA：Evolution of medical audit. JAMA. 1967；199(8)：543-550. doi：10.1001/jama.1967.03120080077012
7) 遠藤玲奈，髙木安雄，池上直己：米国における Physician Assistant の役割と日本における外科医療の分業化．病院 68：722-727，2009
8) Shalowitz J より私信（2018 年 3 月 29 日）
9) 厚生労働省：特定行為に係る看護師の研修制度の概要
http://www.mhlw.go.jp/stf/seisakunitsuite/bunya/0000070423.html（2018 年 3 月 23 日確認）
10) 酒井美絵子：特定行為研修制度創設――看護師として制度を生かすために．病院 76：798-802，2017
11) 池上直己，ブチャンジェームス：日本における看護労働力拡大の一つの選択肢．池上直己（編著）：包括的で持続的な発展のためのユニバーサル・ヘルス・カバレッジ――日本からの教訓．pp179-198，日本交際交流センター，2014
http://www.jcie.or.jp/japan/pub/publst/1452.htm（無償ダウンロード）（2018 年 3 月 23 日確認）
12) Ikegami N：Economic aspects of doctor-patient relationship in Japan；From the eighteenth century until the emergence of social insurance. Kawakita Y, Sakai S, Otsuka Y(eds)：History of the Doctor-Patient Relationship. pp131-147, Ishiyaku EuroAmerica, Tokyo, 1995
13) 厚生労働省：第 42 回社会保障制度審議会医療部会，参考資料 1，2015
http://www.mhlw.go.jp/stf/shingi2/0000104629.html（2018 年 3 月 23 日確認）

14) Frenk J, Chen L, Bhutta ZA, et al：Health professionals for a new century；transforming education to strengthen health systems in an interdependent world. Lancet 2010
http://ac.els-cdn.com/S0140673610618545/1-s2.0-S0140673610618545-main.pdf?_tid=fc134628-968e-11e7-91f1-00000aacb35d&acdnat=1505092832_f73edc1edb7b27c40823ceca0c5fe25f（2018 年 3 月 23 日確認）
15) Conover C: Are U.S. doctors paid too much? Forbes May 28, 2013
https://www.forbes.com/sites/theapothecary/2013/05/28/are-u-s-doctors-paid-too-much/#a871b62d5252（2018 年 3 月 23 日確認）
16) 池上直己：日本の医師の配置を規定する要因．前掲書 9．pp163-178
17) 厚生労働省：平成 28 年（2016 年）医師・歯科医師・薬剤師調査の概況．2017
http://www.mhlw.go.jp/toukei/saikin/hw/ishi/16/dl/kekka_1.pdf
18) 総務省：地方公営企業年鑑，第 62 集．総務省，2015
19) Annear PS, Huntington D：Case-based payment systems for hospital funding in Asia；An investigation of current status and future directions. Comparative Country Studies, Vol. 1 No. 2, WHO, 2015
http://www.wpro.who.int/asia_pacific_observatory/country_comparative_studies/who_apo_drg.pdf?ua=1（2018 年 3 月 23 日確認）
20) Davis C, Rhodes DJ：The impact of DRGs on the cost and quality of health care in the United States. Health Policy 9：117-131. 1988
21) 池上直己：日本の医療と介護——歴史と構造，そして改革の方向性．pp183-194，日本経済新聞出版社，2017
22) Freidson E；Profession of Medicine；A study of the sociology of applied knowledge. Dodd & Mead, New York, 1970

II章

医師と病院の歴史

　医師と病院がどのように登場し，どう発展したかの歴史を理解することは，将来を展望するうえで原点となる．したがって，II章は本書のなかで特に重要な位置を占める．まず英米における医師と病院の発達を解説した後，日本における展開を対比させる．次いで，米国で「病院管理学」が確立した経緯と，日本への移入とその後の展開について述べる．なお，英米に限ったのは，著者の生活体験に根差して分析できるからである．

1 ｜ 英米における医師の歴史

1-1　英国における経緯

　英米では，医師は歴史的に神父（牧師）や弁護士とともに専門職の一つとして，ともに大学で学んだとI章で解説したが，こうした医師はごく一部であり，主に上流階級の患者を対象としていた．大多数の医師は職人として徒弟制度で学び，英国では 1540 年から 1745 年まで外科医は理髪師と同じギルドに属していた[1]．その他にも apothecary（薬師）も診療に当たっており，これらの職種は 1815 年の Apothecaries Act によって「医師」に統合された．しかし，当時登録した医師は少数に留まった．

　医師による医業の業務独占が実現したのは 1858 年の Medical Act であり，ほぼ全ての医師が General Medical Council に登録された以後である．それに先立って，1832 年に British Medical Association（BMA；英国医師会）の前身である

Provincial Medical and Surgical Association が学術団体として創設され，当時流行していたコレラに対する啓発活動を行った．BMA は 20 世紀になってからは公的保険の拡大を提唱したが，1930 年代に入ると，労働党が進めようとしていた開業医師の公務員化に反対することが活動の中心になった．

このような BMA の反対もあって，National Health Service（NHS；国民医療サービス）が 1948 年に創設された時に，一般医（general practitioner：GP）は人頭払いを基本とした独立事業主になり，病院の専門医には私費患者の病棟での自由診療が認められた．その後，BMA は医師の処遇改善を求めて政府と対決し，より強力に活動できるよう，1971 年には労働組合としての認可を申請した．また保守・労働の両政権下で断行された管理体制の強化に反対し，医療財源の拡大を求めて運動してきた[2]．

1-2 米国における経緯

一方，米国では医業において，homeopath（同種療法士）などの多様な医術者の存在，開業医師による営利目的の医学校の乱立，州による医師免許の基準の相違などの理由により，American Medical Association（AMA；米国医師会）は 1847 年に創設されたが，医師免許が全米において公認され，医学教育が標準化されたのは 1920 年ごろである[3]．医学教育の標準化の契機となったのは 1910 年の Flexner 報告であり，1910 年に 131 あった医学校が，1915 年には 95 校に減った．教授方法も変わり，モデルとなったのはドイツの基礎医学を重視した Johns Hopkins 大学であった．しかし，改革に伴って学費も上がり，郡部の医師は減少した[4]．

AMA は医学教育の標準化などを支援したが，20 世紀に入ると活動の中心は公的保険の導入に対する反対に置かれた．その理由は，政府が保険者として医師患者関係に介入することにあり，1964 年の Medicare の導入にも反対した．その際，妥協案として公定料金ではなく，慣行料金で支払う譲歩も示されたが，態度を変えなかった[5]．その後，低所得者が医療保険を購入するための公的助成には賛成したが，1990 年代の Clinton 大統領による医療改革に対しては，国の統制が強まるという理由で反対した[6]．

このように理念的理由で国の指導による皆保険に反対したが，Medicare の施行後は，患者数は大幅に増え，Medicare における医師報酬も引き上げられたので，医師の報酬は大幅に増えた．AMA が創設以来，一貫して採ってきた方針は会員の

擁護であり，競合するカイロプラクティスの制限，医療訴訟における賠償額の上限設定，スーパーや薬局による診療所開設の規制などをそれぞれ推進してきた[4]．

2 | 英米における病院の歴史

2-1 貧困院からの分離

病院のルーツは，英米とも都市部の秩序を維持するために設置された poor house（貧困院）であった．英国では，かつて教会が貧困者と病者を救済していたが，16世紀に Henry 8 世が英国国教を創設した際，カトリック教会の僧院に付設されていた救済施設も閉鎖されたので，自治体は貧困院を開設し，貧困院は1834年の Poor Law（貧困法）によって整備された．貧困院に収容された者のうち，医学的治療によって治癒できる者を分離収容することが病院創設の大きな目的であった．

病院には，自治体が設立した病院と，篤志家が開設した voluntary 病院があり，後者の方が地位は高かった．しかし，第二次世界大戦によって voluntary 病院は経済的に破綻し，また戦時統制の経験と国民の一体感の高揚もあって，NHS が1948年に創設されると，自治体病院とともにその翼下に入った．その際，NHS は voluntary 病院における理事会による管理形態を踏襲したため，国による統制は弱かった．また，NHS に統合後も貧困施設の慣習を継承し，例えば子どもが入院した場合，親の面会は当初，土曜だけに限られており，毎日認められるようになったのは1954年に始まった啓発運動以降であった[7]．

一方，米国における病院の発達も，英国と基本的に同じであったが，自治体による開設は少なく，宗教団体による開設が多かった．病院に入院する患者を決めたのは医師ではなく，病院の理事会であり，がんなどの治らない病気や感染症の患者は対象ではなかった[8]．宗教団体による開設が多かった理由は，主流のプロテスタント系の病院には，他の信徒は入院しにくく，また医師もスタッフに加わりにくかった点にあり，特にユダヤ系の病院はこうした理由により開設された．なお，病院の開設者の構成は現在も基本的に同じであり，営利病院が1960年代に誕生して1990年代までは大きく伸びたが，その後は全体の2割程度に留まっている[9]．

以上をまとめると，英米とも病院は当初，貧困者を対象に無償で医療を提供し

た．しかし，19世紀末から20世紀の初めになると，麻酔などの普及で手術が安全に実施できるようになったこと，清潔の重要性が認識されたこと，病院が収益源を必要としたこと，入院すれば医師は患者の自宅に往診する手間が省けたこと，病院が上流階級の患者のために専用の個室と私費で雇う看護婦を用意するようになったことなどの理由により，1920年代には中流の患者も，手術のために入院するようになり，病院は外科系を中心に発達した．

2-2 病院と医師の関係

英米において病院と医師はそれぞれ独立に発達し，そのなかで新たな関係が構築されていった．当初，医師は病院において無償で診療し，その理由は，病院にはさまざまな病気の患者が入院しているので教材の宝庫であったこと，病院で診療できるようになれば病院を開設した篤志家の理事と交流して上流階級の患者を確保できたこと，医師仲間における評価も高くなったことにあった．英国でロンドンの著名な病院で診療が認められた医師はconsultant（顧問医）と呼ばれ，彼らが中心となって専門医の団体を後に創設した．

このため，専門医は当初ロンドンに集中し，全国に広まったのは，NHSの創設によって地方の病院にも顧問医のポストが新設された以後であった．しかし，ポストは限られており，専門医試験に合格できたのは研修医の一部のみで，合格できなかった者は一般医として開業した．顧問医の中でも特に人気の高かったのは，私費患者が多いロンドンの病院における外科系のポストであった．

地方における病院の整備が，「1962年の病院計画」によって開始されると，その目標は，地域の医療ニーズに適正に対応し，専門医がそれぞれの専門領域で分業するうえで適正な規模と考えられた600床のdistrict general hospital（DGH；地区総合病院）の全国整備に置かれた．すなわち，病院の整備と専門医の養成・配置はセットで行われた．しかし，患者の入退院は顧問医の裁量で行われ，病院も予算で運営されていたので効率化するインセンティブはなく，整備されてもそれだけ需要が喚起されたので待機患者は減らなかった[10]．

一方，米国では，病院に有償の患者が入院すると，医師も患者に対して報酬（今日のdoctor's feeの始まり）を請求するようになった．こうした動きに呼応して，病院のmedical staff（医師団）は，著名な病院ほど医師の実績を厳しく審査し，当該病院で診療を認めるかどうか，また認める場合には診療の範囲を規定するようになった．そのため1951年にJoint Commission on Accreditation of Hos-

16　Ⅱ章　医師と病院の歴史

pitals（病院認定合同委員会）が発足すると，病院の医師団が医師の審査を適切に行っているかどうかが重要な評価項目になった．

それを受けて，病院の医師団は，当該医師の専門医としての認定の有無を審査の対象にするようになった．専門医としての認定は，1934 年の Advisory Board for Medical Specialties（医学専門領域諮問機構）の創設により始まり[11]，その後，第二次世界大戦中に多くの医師が軍病院で専門医療を体験したこともあって，次第に定着した．一方，研修施設としての病院も，また 1946 年の病院調査建設法（通称 Hill-Burton 法）によって約 30 年間にわたる連邦政府の助成で整備された[4]．

こうした展開により，医学部卒業生のほとんどは次第に専門医を目指すようになった．その中で血管外科・脳外科・精神科・一般外科・整形外科などの各診療科のレジデント枠に対するマッチング倍率は高い[12]．将来，高収入と名誉が約束される著名な病院の医師団に加わるには，医学生・インターン・レジデントとしてそれぞれ実績を重ね，良い推薦状をもらう必要がある．その際，研修医は当該診療科の指導を受けなければならず，指導医が指導できる研修医の数は限られているので，狭き門となる診療科は固定される傾向にある．

ところで，各病院の医師団による審査は新たに加わる時だけではなく，加入後も定期的に行われ，その結果次第で当該病院で診療できる範囲が制限される．当該病院において診療する権利を制限・停止された医師が病院を訴えることもあったので，審査結果は免責になったが，今度は資格を停止された医師が泣き寝入りする事態も発生している[13]．

以上，現在に至るまでの英米における歴史を概観した．これより日本と対比するうえで重要な点は，次のとおりである．英米で医師の資格が確立したのは日本と同じ 19 世紀後半以後であったが，病院はそれより前に施療施設として創設された．開業医は病院を外から利用する立場にあり，入院患者に対する日常的な対応は病院に常駐（reside）する研修医（resident）が担った．その後，病院の整備と，医師の専門医制度の整備はほぼ同じ時期に行われたが，日本はいずれにおいても遅れをとった．

3 ｜日本における医師・病院の歴史

日本では，医師という職業は 18 世紀には広く庶民にも認知され，同時期の英

米における状況と大差なかった．しかし，以下の3点が異なっていた．第1に，将軍を診る御典医や大名を診る藩医の地位は確立されていたが，これらの医師を横断的に組織する団体はなく，I章で解説したように，医師を他の専門職とともに教育・養成する大学もなかった．そのため，実力次第で医師として昇進することも可能であり，出自によって身分が決まる封建社会において例外的な存在であった[14]．

第2に，医師の研究者志向である．鎖国時代において，西洋の学問を学ぶには医学を介す必要があり，こうした医師の研究者志向は，1877年に東京医学校と開成学校が合併して東京大学医学部が開設され，そこでドイツの基礎医学が中心になったことで拍車がかかった．以後の大学医学部においては，東京大学の卒業生を3人以上教官として迎え入れることが設置の要件であったので，同校の学風は医局講座制度とともに全国に広がった．その結果，専門医の認定を行う組織も，例えば内科医については，英国ではRCP（Royal College of Physicians），米国ではACP（American College of Physicians）という「内科医協会」が行っているが，日本では大学主導の「学会」である．

ただし，大学卒の医師は，当初，全体の中で少数派であった．出自別の医師の推移を見ると，**図表II-1**に示すとおり，当初は開業実績によって免許が与えられた医師が大半であり，次に医術開業試験の合格者が増え，次いで医学専門学校（医専）の卒業者が多数を占めた．大学卒が過半数を占めるようになったのは，最後の医専卒業者が卒業した1952年以後である．

このように大学卒の医師の漸進的な拡大とともに，日本の特徴は1884年の医師免許規則において，開業していた医師だけではなく，25歳以上の男子子弟にも免許を交付したことである．その結果，1930年ごろまで正規の医学校での教育を受けていない医師が存在し，これらの医師が郡部における医療を提供していたので，亡くなるに従って，郡部における医師不足が顕著になった[15]．なお，東京帝国大学出身の医師は，他の医師と法的に同じ身分になることに反対したが，北里柴三郎の働きで1906年の医師法によって統合され，1916年の大日本医師会，1923年の日本医師会の下で職能団体としても統合された[16]．

第3に，明治時代になって，初めて「病院」という収容施設が整備されるようになったことである．確かに聖徳太子の悲田院，鎌倉時代の極楽寺，江戸時代の小石川養生所などが歴史に登場するが，明治以降の病院との間には連続性がなかった．その結果，「病院」は施療施設としてではなく，当初から欧米の進んだ医療が

図表Ⅱ-1 明治以降の出自別医師数の推移（1874～1973年）

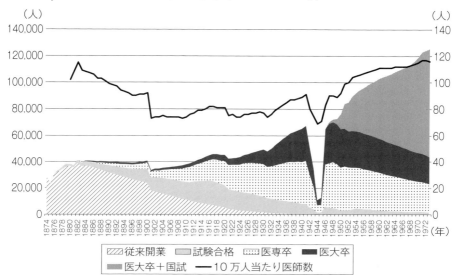

注：第二次世界大戦末期に急減した理由について原典で言及されていないが，調査の実施，把握が困難であったことが考えられる．
（厚生省 医制百年史資料編 表12 医師数の推移より作図．人口10万人当たりの医師数は総務省 日本の長期統計系列）

受けられる有償の施設として開設され，医療サービスにおける料金の規定と徴収を，病院は診療所に先んじて行った[17]．

　公立病院であっても有償が原則であり，したがって，庶民が病院に入院できたのは，伝染病患者を隔離する避病院，軍病院，および大学病院の学用患者（治療代を免除される代わりに学生の教材になり，死亡した場合には剖検に同意）にほぼ限られていた．ちなみに1887年の緊縮財政によって公立病院を中心とした体制への道が閉ざされたという見解もあるが[18]，国が府県に対して費用の支弁を禁止したのは，藩から受け継いだ医学校に対してであり，これらの医学校を維持できなくなったため，付設する病院も廃院になったのが真相である．なお，1911年に生活困窮者のために開設された済生会病院においても，経営上の理由で有償の患者が次第に大部分を占めるようになった[19]．

　その結果，日本の病院は患者を収容し，ケアする施設としてではなく，医師が有償で治療する場として開設された．ほとんどは診療所から出発したので，「病

3 日本における医師・病院の歴史 19

院」と「診療所」の区別は当初から明確でなかった．そのなかで，規模が大きく，多様な症例が集まるような病院は，少数の大学病院などに留まった．

4 大学医局と専門医制度

4-1 大学医局の功罪

　以上の理由により，日本には長らく大学卒の医師も規模の大きな病院もともに少なく，そのため大学医学部の各講座と，質の高い病院の各診療科の間に恒久的な関係が構築された．それが医局講座制度であり，同制度により大学は入局者を派遣する質の高い病院を，病院は有能な医師をそれぞれ獲得した．こうした閉鎖的な関係の下では，原則的に病院は医師を選べず，医師も病院を選べなかった．そして大学医局の格と病院の格，および医局においては医師の研究実績と入局年次によってそれぞれヒエラルキーが形成された．

　医局人事で医師の採用・異動が決まっていたので，英国のように顧問医という上級職位を設けることも，米国のように病院の医師団が医師を審査し，診療する範囲を決めることも，ともに必要でなかった．そもそも日本の医師は，卒業と入局の年次によって規定される縦の関係の下に置かれてきたので，対等な同僚による評価（peer review）を行うのは難しかった．一方，病院にとっても医師は医局人事で派遣されるので，医師を確保するために病院が第三者評価を受ける必要性もなかった．

　こうした理由で医局制度は批判されてきたが，メリットもあった．第1に医師はこれまでの自分の専門分野に必ずしも固執せず，派遣先の病院のニーズに合わせて対応し，逆に病院側も赴任してきた医師の専門性に合わせて設備を整備する，という弾力性が双方にあった．第2に，病院の管理職に就くことは，医局では出世と評価されるため，医師の管理職志向が強く，英米と比べて組織の運営をしやすくした面もある．第3に，医局から小さな病院に派遣された場合でも，医師の努力で自分の診療科を地域の中核センターに発展させ，さらに病院長に昇進し，病院を拡大する道もあった点である．例えば佐久総合病院は辺境の小病院から農村医学の国際的な拠点にまで一代で発展した．

　最後に，医局から離れて開業すれば，多くは専門分野を離れてプライマリ・ケアが中心になったが，その中でも専門医としてのアイデンティティを保つことも

できた点である．さらに専門性をいっそう発揮するために診療所を病院に，小さな病院を大きな病院に拡充し，家業として数代にわたって発展させることもできた．確かに医師と病院にそれぞれ階層構造があったが，必ずしも固定的でなく，江戸時代において町医者が御典医にまで上り詰めることができたように，自由でダイナミックに変わる側面があったことにも着目すべきである．

4-2 専門医制度の体系化

　以上の状況下で2018年度より専門医制度が体系化されることになり，それによって後期研修の専攻医が大学病院に集中し，地域の病院では医師不足に拍車がかかることが懸念されている．しかし，専攻医の確保よりも，むしろ特に外科系の中堅医師が，専門医としての更新要件を満たすため，大病院に移る可能性の方が大きな課題になろう．2回更新を受ければ，生涯にわたって専門医の資格を保持する方向にあるが，「称号」ならよいとしても，それでは「資格」として技能を担保できない．

　このように専門医制度は，単に医師養成のあり方に留まらず，医療の提供体制全体に影響する問題である．必要な症例を経験できる病院は，英国では1962年の病院計画による600床程度のDGHの建設によって，また，米国ではHill-Burton法の補助金による建設によってそれぞれ整備されていたが，日本に用意されているのは，地域医療介護総合確保基金だけである．同基金だけで提供体制を整備するのは不可能であるので，Ⅵ章で解説するように医療連携を進めて，各病院がそれぞれの機能に特化し，競合ではなく，補完する関係の構築が必要であるが，実現は難しい．

　そして，より本質的な問題は，専門医制度の下で養成されるサブスペシャリティの医師数と，地域で発生している医療需要の間の大きなミスマッチにある．すなわち，各臓器の専門医の養成は体系化されているのでそれぞれの研修枠を，ニーズに合わせて適正化することによって対応できるが，超高齢社会において求められている総合診療を担う医師については方向性すら見えない．しかも，こうしたミスマッチがあっても，Ⅰ章で述べたように，各臓器の専門医は，それぞれ自分の専門分野の範囲で対応でき，さらに患者にとって専門医に診てもらった方が地位財としての価値も高いので，専門医が過剰になっても必ずしも顕在化しない．だが，医療費の増加は加速するので，国民の不満は増大するであろう．

　医師の専門医志向に対応するため，英国では専門医の分野ごとの人数を，病院

4 大学医局と専門医制度　　21

における顧問医のポストによって規定する一方，一般医の処遇を改善し，全ての医学部に一般医療学（general practice）の講座の設置を義務付けることで対応している．一方，米国では，従来のように専門医である開業医が病院に出向いて診療するのではなく，病院のhospitalistが包括的に内科系の入院患者の治療を担っている．Hospitalistはシフトで勤務しており，入院期間も短いので主治医としての対応は求められていなく，外来診療も担わない．

以上から明らかなように，英米では専門医制度が整備された後に，総合診療が独自の専門分野として認知されたが，日本ではほぼ同時期に両者を進行しなければいけない点が課題である．もう一つの課題は，英米では医師と病院がそれぞれ独立に発達し，既存の病院が教育病院に指定されたので，一般医療の教員が大学病院以外で対応することに問題はないが，日本は医学教育を行う場として大学附属病院が設置されたため，教員が同院以外で診療・教育・研修を行う際には，大きな障壁がある．

こうした状況に対応するため，各病院は独自に，あるいは病院団体として総合医の養成を開始している．総合医としての質の担保のほか，病院が医師に対してどこまで満足のできる条件を用意できるかを見定める必要がある．病院の総合医は，入院医療だけを行う米国のhospitalistと異なり，病院の外来患者や在宅の患者も診て，さらに病院の管理にも関わることも期待されているので超多忙になるゆえ，それに見合う待遇を用意する必要があろう．

5 | 病院管理の確立

5-1 病院管理の創設

1825年にMassachusetts General Hospitalの初代の管理者に就任したのは元船長で，彼は自分の役割は大事な積荷を港まで運ぶ船長と同じであると述べていた[19]．また，貧困院では夫婦で管理に当たっていた慣習を受け継いで，病院においても院長夫人が看護面を担当した．当時の療養環境は貧困院と基本的に同じであり，不潔で食事・寝具とも不十分であった．こうした状況もあって，医師が管理者になるのは想定外であった．

近代病院を管理するモデルを提示したのはFlorence Nightingaleであり，その基本は自然の治癒力を高めるための療養環境の改善であった．原点となったの

は，1854〜1856年のクリミア戦争下の陸軍病院で退院死亡率を40％から2％に低下させた実績であった[4]．Nightingaleによって体系的な看護教育が始まり，また中流の女性が看護職に就く契機を作って看護の地位を向上させた．

さて，病院管理を体系化する必要性は，米国では1900年ごろから認識されるようになり，大病院には管理の専門家が登壇し，教科書や専門雑誌も発刊されるようになった．管理者（administrator）は，地域の有力者らで構成する理事会の方針に従って実務に当たったが，医師に対する指揮権はなく，医療監査などの実施を支援したが，医師団は直接理事会に対して責任があった[21]．

5-2 病院管理学の確立

病院管理を「学」として高めたのが，Malcolm Thomas MacEachernであり，彼が執筆した1935年初版の『Hospital Organization and Management（病院の組織と管理）』が教科書となった[22]．亡くなった翌年の1957年に出版された改訂3版は1,316ページにも及び，目次の概要は**図表Ⅱ-2**で示すとおりである．情報システムについて言及されていないことを除けば，その内容は，現在でも病院管理のあるべき姿として通用する．まえがきを抜粋すると，下記のとおりである．

- 病院は傷病者の治療に加えて，地域の保健センターとして，地域の医療福祉機関と協力して科学の手法に従って，共通の目的である，何人も人種や宗教によらず，良い健康という権利が保障されるように対応するべきである．
- 病院は真に科学的に組織化されて管理されなくてはならず，病院の全ての職員が十分に訓練を受け，対応できるようにしなくてはならない．
- 病院を効率的に管理する必要性は，歴史上これまでになく高いことを踏まえて，管理者を教育する教科書にすることが目的である．

改訂3版が刊行された当時，米国では専門職大学院がすでに定着しており，その一環で病院管理の修士号［当初 Master of Hospital Administration（病院管理学修士）であったが，その後は大学によって称号が異なる］も広まり，CAHME（Commission on Accreditation of Healthcare Management Education）によって認定されたプログラムは88ある[23]．担当する教員はAUPHA（Association of University Programs in Health Administration）で教育に関する演題や論文を発表している．修士課程は単独あるいは公衆衛生や公共政策などの大学院に付設さ

5 病院管理の確立　　23

図表Ⅱ-2　MacEachern の「病院の組織と管理」（改訂 3 版）[22]目次

1. 病院の歴史：古代から 20 世紀まで
2. 20 世紀の病院：病院の役割，病院の分類（専門病院，開設者別など）
3. 新しい病院の推進と建設：資金の確保，場所の決定，建物の設計
4. 病院の組織：理事会，管理者，組織図
5. 入退院部門：新生児，死亡退院への対応，転院
6. 医師団：任免，組織，会議の役割，定款，医療監査の方法
7. 診療各科：看護と給食の重要性，内科系，外科系，手術室，執刀権，救急
8. 科学的治療施設：臨床検査，放射線，麻酔，リハ，心電図，薬剤部，歯科
9. 看護部門：組織図，配置人員，医師との調整，教育（他病院の経験）
10. 給食部門：環境，人員，特別食，記録，教育
11. 外来部門：建物の配置，各部門の配置，医師部門，病歴と会計
12. 医療ソーシャルワーク部門：役割，資格，病院における立地，医師との協働
13. 病歴部門：発達の歴史，内容と構成，保管，人員，ファイリング，医療監査（転帰など）
14. 病院図書室：発達，組織，看護職用，患者用，共用
15. 事務部門：会計，病院統計，新入院患者分類，退院患者分類，外来患者分類（私費分），救急，給食・営繕，専門職ケア（看護，衛生材料，病歴，放射線，分娩，理学療法，外来），予算・財務，購入，損害保険，保険者，電話，広報
16. 営繕・保守・ハウスキーピング・洗濯部門
17. 人事管理：人事部，採用手順，人事方針，給与・考課，研修，健康管理，福利，労働法，離職
18. 病院倫理：ヒポクラテス宣言，病院倫理，地域・他の組織に対する責任，福祉などとの協働，医師団，他の病院に対する倫理（宣伝制限）
19. 公衆の教育：計画・協働の必要性，手法，広報誌など，病院見学，組み合わせ
20. 特殊病院：慢性，精神神経科病院，結核，伝染病，整形外科
21. 病院の認定：合同認定，病院の標準化
22. 定款：モデル例（入退院，診療科，放射線，検査，薬剤，看護，給食，病歴，会計など）

れており，医療現場で研修を受けることを義務付けている[24].

5-3 日本における病院管理

これに対して，日本における病院のルーツは「医師の仕事場」であったので，療養上の世話は入院後も家族が担い，入院すると家族は布団と鍋釜を持参し，ケアに当たっていた．こうした状態を占領軍総司令部（GHQ）の軍医が視察し，「中世紀のそれに等しい」と酷評した[25].占領軍が行った改善のための第一歩は，1948年の医療法であり，その中で病院を「科学的でかつ適正な医療を受けることのできる」施設として規定した．そして翌年には，「よい病院を生み出す障害となるものを分析し，検討」するために雑誌『病院』が創刊された[26].

特に看護の重要性が指摘され，同年の保健婦助産婦看護婦法（現・保健師助産師

看護師法）において，看護婦の業務に療養上の世話が診療の補助に加わった．ま
た，新たに総婦長が置かれ，これまで各診療科の医長が任命していた婦長を，総
婦長が任命するようになった．看護の改革は，占領軍の行った施策の中で最も大
きな影響を今日に至るまで与えている．その理由は1951年の基準看護の導入以
後，診療報酬によって，病院の入院料が看護師の人員配置によって規定されてき
たことにある．

　一方，病院管理については，国立病院の病院長を対象に1948年から研修が開
始され，翌年には厚生省病院管理研修所が開設された．その時に吉田幸雄の用い
た教材が前述したMacEachernの本であり，以後，同書がバイブルとなって研
修が行われるようになった．そして同研修所（1961年より研究所）の講師陣が中
心になって1963年に日本病院管理学会（2008年より日本医療・病院管理学会）が
創設され，また同書に倣って全6巻の『病院管理大系』が1970～1974年に出版さ
れた[27]．

　しかし，医師と病院の発達が異なる日本に，米国流の病院管理を移植するのは
構造的に難しく，また研修の主たる受講者であった国公立病院の病院長には，予
算権も人事権も実質的になかった．一方，病院管理研究所（1990年より国立医
療・病院管理研究所）で行われていた研修は，同研究所が2002年に公衆衛生院な
どと統合されて国立保健医療科学院になった以後は行われていない．また，1952
年に東北大学医学部に病院管理学の講座が創設され，以後，他にも少数の大学に
おいても設置されたが，管理者の養成はいまだに体系化されていない．

まとめ

　医師という職業は文明社会において，患者から信頼を得て発達し，それに高名
な医師の診療に対して地位財としての価値と，医学に対する畏敬がそれぞれ加
わって，社会的な地位が次第に向上した．しかし，医師の地位が全体として向上
するに従って郡部における確保が難しくなり，また医師は専門医として診療でき
る設備の整った病院を求めるようになった．したがって，専門医の養成と配置
は，医療機関の整備計画とセットで行う必要がある．例えば脳外科医の養成数
は，脳卒中などの罹患率の動向，および地域におけるアクセスなどの観点から脳
外科の手術を実施するために整備すべき病院の数に基づいて規定すべきであ
ろう．

　次に，占領軍は日本の病院を中世の遺物と酷評したが，実は英米においても近

5　病院管理の確立　　25

代病院が誕生したのは，20世紀になってからである．むしろ課題は，英米では第二次世界大戦終戦時には専門医制度の基盤がすでに形成されていたが，日本では病院の発達が遅れ，医師が医局制度に組み込まれたため，病院が医師を選択することも，また医師が病院を選択することもなかった．その結果，専門医制度の整備と，総合医の養成の体系化を同時に行わなければならず，医師も病院も厳しい状況に直面している．

　最後に，日本に病院管理学が根付かなかったのは，医局制度の下で臨床医が病院の管理職に就任するので，管理者を体系的に養成するのは難しかった点，また米国のような専門職大学院の基盤がない状況下で，医学部に同講座を設置しても認知されなかった点にある．こうした状況の下で，病院の管理は現場で習得されており，環境の変化に対しては主に診療報酬の改定に対応することによって乗り越えてきた．

文献

1) Robinson JO：The barber-surgeons of London. Arch Surg 19：1171-1175, 1984
2) People's history of the NHS
   http://peopleshistorynhs.org/encyclopaedia/the-british-medical-association/
3) Shalowitz J より私信（2017.11.19）
4) Starr P：Social Transformation of American Medicine. Basic Books, New York, 1982
5) Schroeder SA：Personal reflections on the high cost of American medical care-Many causes but few politically sustainable solutions. Arch Intern Med 171：722-727, 2011 doi：10.1001/archinternmed.2011.149
6) Pear R：Clinton's health plan；A. M. A rebels over health plan in major challenge to President. New York Times Sept 30, 1993
   http://www.nytimes.com/1993/09/30/us/clinton-s-health-plan-ama-rebels-over-health-plan-major-challenge-president.html?pagewanted=all
7) NHS：The History of NHS in England.
   http://www.nhs.uk/NHSEngland/thenhs/nhshistory/Pages/NHShistory1948.aspx
8) Rosenberg CE：The Care of Strangers. pp22-31, Basic Books, New York, 1987
9) Meyer H：For-profit hospitals blaze separate path to efficiency, quality. Modern Healthcare.
   http://www.modernhealthcare.com/article/20160528/MAGAZINE/305289981
10) 池上直己：成熟社会の医療政策─英国の「選択」と日本．保健同人社，1987
11) ABMS：History of improving quality care.
    http://www.abms.org/about-abms/history/
12) National Resident Matching Program.
    http://www.nrmp.org/wp-content/uploads/2016/09/Charting-Outcomes-US-Allopathic-Seniors-2016.pdf
13) Vyas D, Hozain AE：Clinical peer review in the United States：History, legal development and subsequent abuse. World J Gastroenterol 20：6357-6363, 2014
    Published online 2014 June 7. doi：10.3748/wjg.v20.i21.6357
14) 布施昌一：医師の歴史──その日本的特長．中央公論社，1979
15) 池上直己：日本の医療と介護──歴史，構造そして改革の方向性．日本経済新聞出版社，2017
16) 布施昌一：医師の歴史──その日本的特長．中央公論社，1979
17) 酒井シヅ：日本の医療史．東京書房，1982

18）菅谷章：日本の病院. 中央公論社, 1981
19）福永肇：日本の病院史. ピラールプレス, 2014
20）Rosenberg C ：The Care of Strangers；The rise of America's hospital system. Johns Hopkins University Press, Baltimore, 1995
21）Lembcke PA：Evolution of medical audit. JAMA 199：543-550, 1967
　　doi：10.1001/jama.1967.03120080077012
22）MacEachern MT：Hospital Organization and Management. Physicians' Record Company, Berwyn, 1962
23）Commission on Accreditation of Healthcare Management Education. CAHME Update. AUPHA Annual Meeting June ,Kansas City, 2016
24）Rosoff AJ, Kinney JM, 池上直己：米国における MBA 経営専修. 病院 64：654-657, 2005
25）吉田幸雄：「病院管理研修所」創立 10 年のあゆみ. 病院 18：489-495, 1958
26）『病院』編集室：『病院』創刊 60 周年にあたって, 病院 68：17-18, 2009
27）橋本寛敏, 吉田幸雄（監修）：病院管理大系（第 1〜6 巻）, 医学書院, 1970〜1974

5 病院管理の確立　　27

病院の経営改革

　病院の経営改革の成功例として国立病院機構をはじめ[1]，多くの報告がなされている[2,3]．しかし，事例から成功要因を見出し，それを普遍化するのは難しい．そのうえ一時成功しても，経営環境の変化により悪化する可能性が常にある．ちなみに，300万部以上売れた『エクセレント・カンパニー』に登場した企業の多くは，その後衰退している[4,5]．以上の観点から，著者は事例によってではなく，理論に基づいて経営改革の課題を整理する．

　まず，業務の捉え方を変えれば，組織を改革できるというHenry Mintzbergの理論を紹介する[6]．同理論によれば，病院は業務の性質上，医師に権限が集中する構造であるが，著者はそれを踏まえて，クリニカル・パスなどの導入により組織を効率化する可能性を検討する．次に，病院の職員が組織の文化を共有することで，患者の満足度を高める可能性を示唆する調査結果を紹介する．最後に，病院が直面する課題と対応方法を病院の特性との関係で提示する．

1 業務の性質と組織の類型

　組織とは，「2人以上による意識的に調整された活動と力のシステム」である，とChester Barnardは定義している[7]．各構成員の活動を調整するには，それぞれの職務を決め，決められた職務に従ってそれぞれが活動する必要がある．そのためには何らかの方法で組織を統合する必要があり，統合するに当たって，Mintzbergは業務の捉え方によって組織の統合方法が決まり，権限を持つ部署も決まることを明らかにした．

図表Ⅲ-1　組織を構成する基礎部分(Mintzberg, 1979)

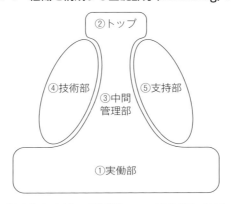

(池上直己:医療の政策選択. p99, 勁草書房, 1992)

　まず業務の性質は，単純か複雑か，安定か不安定かの2つの要素の組み合わせによって分類される．「単純」とは業務全体が単純であるか，あるいはいくつかの単純な業務に分けられることを意味する．例えば，自動車の製造は複雑だが，単純な工程に標準化できるので，「単純」に分類される．これに対して，医師の診療のようにそれぞれに高度な判断を要する場合は「複雑」に分類される．一方，「安定」とは業務の内容が外部の影響を受けないことであり，「不安定」とは影響を受けることである．

　次に，組織の部署は，**図表Ⅲ-1**に示すように，①中心的な業務を担う実働部(operating core)，②司令塔であるトップ(strategic apex)，③両者の中間にある中間管理部(middle line)，④工程の標準化・企画化などを担う技術部(technostructure)，および⑤組織の活動に必要な支援や部署間の調整などを行う支持部(support staff)の5つによって構成される．通常，ライン部門以外はスタッフに一括されるが，この組織図の特徴は，Mintzbergがスタッフ部門を，標準化などを行う技術部と，後方で支援する支持部に分けている点にある．

　これらの部署のうち，組織で中心的な役割を担い，権限を持つ部署は，業務の性質の捉え方によって以下のとおり規定される．

①単純・安定：業務を標準化できるので，標準化を担う技術部に権限

②単純・安定であるが，各部門の成果の評価が重要：中間管理部に権限
③単純・不安定：トップによる直接管理が単純ゆえ可能であり，かつ不安定な
　状況に対応するためトップに権限
④複雑・安定：複雑であるが，安定しているので，それに対応できる標準的な
　技能を有する実働部に権限
⑤複雑・不安定：複雑ゆえ，④と同じく実働部に権限があるが，不安定な状況
　に対応するために部署間を調整する支持部にも権限

　以上のように業務の性質によって，組織の中で権限を持つ部署が決まる．そして，当該部署がいったん権限を持つと，手放そうとしないので，組織の改革は難しい．しかし，Mintzberg が強調したのは，トップが「業務の捉え方」を変えれば，組織を改革できる点である．例えば，これまで陶器を実用品として捉えていれば，規格に沿って大量生産するために業務の標準化に当たる技術部に権限があった．しかし，工芸品として捉え直せば，実働部の職人の技能を高いレベルに標準化して質を保つ必要があるので，同部署が権限を持つように組織を改革する必要がある．あるいは，組織の多角化を目指すなら，陶芸の製造を一部門に位置づけ，その管理を中間管理部に任せて，トップは新しい部門の立ち上げに主力を注ぐこともできる．

2 病院の組織

2-1　医師への権限の集中

　病院の業務は基本的には「複雑・安定」である．多様な状態の患者に対応しなければいけないので「複雑」であるが，実働部の各医師が持っている標準的な技能の範囲で対応できるので，「安定」している．すなわち，医師に裁量権を持たせることで病院は複雑な業務に対応している．その結果，病院の収益と費用のほとんどは医師の指示により発生するので，組織の権限も実働部の医師に集中している．
　一方，病院の職員の大半は支持部に属していて，医師の指示の下に働いている．支持部以外の部署は小さく，権限も弱い．業務の標準化を担う技術部は，他の組織と比べて一般に発達していない．トップの役割は，実働部の医師の意見調整と，病院を代表して政府・団体に対応することに通常留まる．実働部に権限が

集中した他の組織として裁判所があり，裁判所の長官の指揮権は書記官らに留まり，各裁判官はそれぞれの判断で判決を下している．

病院組織の問題は，第1に医師が標準的な技能を持ち，適切に対応しているかどうかの評価は，基本的に本人および同僚の各医師に任されていることにある．病院の医師団は，専門医の資格の有無などによって構造面を，診療指針の順守の有無を診療記録によってプロセス面をそれぞれ評価できるが，必ずしも徹底していない．また，アウトカム（治療成績など）については患者特性の相違を統計的に調整することには限界があるので，患者満足度の評価に留まることが多い．一方，病院は公益組織であるので，業績評価の主軸を利益に置くこともできない．

第2に，Mintzbergが病院を大学とともに，専門職官僚制（professional bureaucracy）と命名した硬直的な体質である．すなわち，標準的な技能を有する実働部の各医師が，基本的には今までと同じように診療することを前提に組織は動いている．そして医師の間に何か問題が発生すれば，前例に従って診療科単位で処理されるのが原則である．こうした縦割りの対応は，役所における各担当課と類似しており，病院に透明性と説明責任を担保するために委員会などを設置しても，同様に形骸化する可能性がある．

第3に，支持部の職員のほとんどは国家資格によって規定された専門性の高い職務を担っており，それぞれの部門長の指揮下で活動しているので，トップの権限は制約されている．特に看護部は病院の最大の部門であり，看護師の配置は病院の収益に直結するので，看護部長は大きな責任と権限を持っている．病院はこうした構造を持っているので，トップが直接指揮できるのは事務部門に限られる．

最後に，支持部の職員はそれぞれの部門において自律性を持っているが，実働部の医師の指示にも従わなければならない．すなわち，二重権限下に置かれており[8]，例えば看護部長は医師が文書で指示しない限り対応しないように命じても，医師が電話で指示した場合には難しい立場に置かれることになる．こうした事態を回避するには，指揮系統は1つにする必要があるが，病院においてはそれができない．

2-2 日米の対比

病院は以上の問題を抱えており，特に米国では医師が原則的に複数の病院の医師団にそれぞれ所属して，患者をどの病院に入院させるかを選べる立場にあった

ので，医師に対する管理者の立場はいっそう弱い．そのため管理者には責任があっても権限は乏しく，医師の無理難題に応じるほかないので，病院は組織化された無秩序状態(organized anarchy)にあるとも言われていた[9]．

こうした状態は，Medicareが死亡退院率などの指標を用いて病院を評価するようになり[10]，また医師が医師グループ(physician group)に組織化されたことにより改善した．しかし，管理者の権限が強くなりすぎることも問題であり，例外的な事例ではあるが，オレゴン州の在郷軍人病院において，病院の成績を良くするために，医師が入院の必要があると判断した虚弱高齢者の入院を，管理者が認めなかったことが報道されている[11]．

これに対して，日本の病院の管理者は医師であり，そのうえ医師の異動が大学医局によって行われてきた．医師の管理職志向は強く，副院長になれば臨床検査，給食などの部門に対する管理責任を持っていることが多い．その結果，医師の診療部門と，これら支持部のコメディカル部門の関係が密になっている反面，各部門の自律性を阻害している面もある．次節において，こうした日本の病院の特性も踏まえて，実働部の医師に権限が集中した病院の構造を，業務の捉え方を改めることによって，他の統合方法で補完する可能性について解説する．

3 | 業務の捉え方を見直す

3-1　プロセスの標準化

病院の業務が全て「複雑・安定」であるとして捉えると，支持部の職員は実働部の医師の指示をそれぞれ受けて逐一活動する必要がある．しかしながら，診断・治療の全プロセスを通じて，医師が常に裁量権を発揮しなければいけないほど複雑ではない．できるところから患者への対応を定型化し，それぞれに対して標準的な対応方法を用意すれば，質の高い医療を効率的に提供できる．

病院の業務を標準化する第1の方法は，病名や処置ごとに，入院から退院までのプロセスを標準化したクリニカル・パスである．パス(path，経路)によって，入院日ごとの医療サービスの内容を細かく規定でき，例えば入院1日目には○○の検査と××の投薬を行い，2日目には手術し，3日目には……というように提供する医療サービスを規定する．患者が標準的な経過をたどった場合の入院日ごとの状態(食事や歩行の自立度など)を提示し，それに適合していればパスに従って

32　　Ⅲ章　病院の経営改革

標準的なサービスを提供することができる.

　パスは, 専門学会の指針や病院における人員や設備の状況を踏まえて作成されるので, これまで各医師の判断でそれぞれオーダーしていた注射や処置, 決定していた退院日などが, 最善の形で標準化される. 当該患者に対して, 適用となるパスを選び, それに従って医療を提供するかどうかを決めるのは医師であり, また患者の状態によって途中でもパスから外すこともできるので, 医師の裁量権を侵さない. そのメリットは以下のとおりである.

- 同じ状態の患者に対して, どの医師であってもオーダーする内容は同じになるので, 質を標準化できる.
- 医師によるバラつきがなくなるので, 看護師の業務は効率化され, 医療事故の減少にも役立つ.
- 同じパスを用いれば, 患者の入院期間は同じになるので, 病床管理を効率化できる.
- 電子カルテを導入すれば, パスによる業務の効率化がいっそう促進できる.
- 患者サービスとして, 簡略化したパスを提示することによって, 入院中の1日ごとの状態や医療サービスの内容を説明できる.
- 入院中だけでなく, 退院後の回復期リハビリテーション病院などにおける治療内容をパスで規定することによって, 切れ目のない医療を提供することができる.

　第2の方法は手術前のチェック・リストである[12, 13]. 麻酔開始前, 執刀開始前, 患者の手術室退室前の各段階で, 外科医, 麻酔科医, 看護師のチームが, それぞれ用意されたリストに従って, 患者のID, 手術60分前の抗菌薬の予防的投与, 採取した病理標本のラベルにおける患者名の記載などを確認する. チェック・リストの採用により, 手術成績の向上が世界中のさまざまな病院から報告されている.

　第3に, こうした標準化を病院の全ての関係職員が守らなければいけないルールにまで広げれば, 医療安全にいっそう寄与することになる. 例えば, 院内感染の広がる大きな原因は, 職員が患者に接した後で手洗いをしないことにあり, 特に医師が規定を守らないことが多い. あるいは医師の電話による指示を禁止すれば, 聞き間違いなどによる事故の発生を防止できる.

3 業務の捉え方を見直す　　33

しかしながら，組織全体として取り組む5S管理（整理・整頓・清掃・清潔・躾），QC（Quality Control）サークル，および職員全員を対象とするTQM（Total Quality Management）の展開には限界がある．なぜなら，5S管理の目標をそのまま病院に適用できるが，手洗いなどの限られた状況だけでなく，基本対応として全職員に徹底させようとすれば，有資格者の反発を招く可能性もあるからである．

同様にQCサークルについても，トップが積極的に推進することによって，一定の成果も報告されているが[14]，QCサークルは全員が対等で参加し，改善の成果が報酬の形で全員に分配されるという前提がある．こうした前提は，資格によって身分が規定され，非営利が基本である病院において成り立ちにくい[15]．例えば，看護師・准看護師・看護助手が互いに対等に話し合うのは難しく，業績が改善した場合に報奨金を一律に支給することにも抵抗があろう．

したがって，病院においては収益の拡大と費用の削減を主たる目標に据えるべきではなく，各職種がそれぞれ追求できる質の指標を目標とする必要がある．こうした観点から，病院の質を測り，経時的な改善に努力し，その成果を公開するQuality Indicator事業は有用である[16]．

3-2　その他の統合方法

プロセスの標準化以外にも，実働部の医師に権限が集中している病院を改革する方法がある．一つはトップの権限を強めることであり，病院の置かれている環境が不安定にあれば採るべき対応である．例えば，災害に直面した場合や，累積赤字で経営危機に直面している場合などである．しかし，医師をはじめ有資格者は有能なほど容易に転職できるので，危機感は必ずしも共有されず，それを踏まえてトップは対応する必要がある．

次に，先端的な医療に取り組む場合においても業務は不安定になる．なぜなら前例のない状況に対応するためには，プロジェクトに取り組む各構成員の役割を調整する必要があるからであり，そのためには調整に当たる支持部の機能を強化しなければいけない．病院の職員全員が先端的医療に取り組むわけではないが，一部だけでも関与すれば，部門間の新たな関係を構築でき，その効果を全病院に波及させることができる．

最後に，法人が複合体として複数の病院・介護事業所などを運営していれば，病院長・施設長は，中間管理部の部門長であり，本部として，それぞれの事業の業績を評価する医療や経営の指標を活用する必要がある．また，翼下の事業体が

同じ地域に立地する場合には，シナジー効果を測るため，Ⅵ章で詳しく解説するように，患者・利用者の紹介先が，どこまで法人内で留まっているかを評価する必要がある．シナジー効果を評価し，フィードバックすることによって，それぞれの管理者の視点は広くなり，地域社会のニーズに対して，より適切に対応できるようになるであろう．

4 | 規範の標準化

4-1 日本的経営の適用

　Mintzberg は，「技術部による業務の標準化」「中間管理部による成果の標準化」「実働部による技能の標準化」「トップによる直接管理」「複雑で不安定な業務の相互調整」のいずれの統合方式とも併用でき，また，どのような組織形態であっても導入できる統合方法として，「規範(norm)の標準化」を挙げている．具体的には，規範(価値観など)が共有されれば，権限を巡る部署間の対立は緩和され，円滑な組織運営ができる．Mintzberg は「日本的経営」が一世を風靡した 1980 年代において[17,18]，規範の標準化を統合方法に新たに加えた[19]．

　「日本的経営」の三種の神器と言われる終身雇用・年功給・企業別組合によって醸成される同質性の高い組織風土は，その後，個人の創造性を摘み取り，組織の再構築を遅らせたことから批判されている[20,21]．しかし，病院においては実働部の各医師，支持部の各部門がそれぞれ分立していて組織の凝集力が弱いので，規範を標準化し，病院に帰属意識を持ち，互いに協力する風土を醸成する必要がある．

　そこで，規範の標準化と病院のパフォーマンスの関係を検証した著者の研究を紹介する[22,23]．アウトカムの指標として，患者の満足度，看護職の離職率，経常利益率などを用い，入院患者に対して満足度の調査，管理者に対して管理姿勢の調査，事務長に対して病院の基本属性・人事管理の方針・新規採用者への対応・職員の定着率・病院の収支などの管理体制の調査をそれぞれ行った．対象は日本病院会の会員病院 298 であり，119 病院(40%)より回答が返送され，これらの病院における患者満足度調査の回収率の平均は 91% であった．

4 規範の標準化　35

図表Ⅲ-2　高い満足度と関連した要因(昭和 61 年日本病院会調査)

管理姿勢と病院機能の項目

・病院の基本方針，理念を職員は知っている*
・病院の方針や経営内容に基づいて予算および事業計画書がある*
・健全な労使関係が確立されている*
・患者の意見や要望に対して適切に対処している**

管理体制の項目

・基準看護が高いレベル**
・事務部門の職員は他病院の見学をしている*
・看護部門の職員に対して病院に講師を招く*
・医師**，看護*，事務*の各部門の職員を講師として派遣
・看護**と事務*の新しい職員に病院の設立の背景や開院の理念の話をする
・新しい医師職員に理事長(院長)の挨拶がある*
・新しい事務職員に病院全体の見学がある*

*5% で有意，**1% で有意

(池上直己：医療の政策選択．p.117，勁草書房，1992)

4-2　病院のパフォーマンスとの関係

　まず，患者満足度について分析すると，各病院の平均点は二峰性に分布していたので，高かった 61 病院と，低かった 58 病院の 2 群に分けて比較した．満足度の高い群では，**図表Ⅲ-2** に示すとおり，「患者の意見や要望に対して適切に対処」や「基準看護の高いレベル」といった満足度に直接関連する項目のほか，「病院の基本方針・理念を職員は知っている」，「新しい職員に病院の設立の背景や開設理念の話をする」などの規範の標準化に対応する属性もあった．

　次に，看護師の高い定着率に関連した要因として，「看護部として新規採用者に歓迎パーティを行う」があった．一方，経常利益率や患者数の増加との間には，規範の標準化に有意な関係を示す属性はなかったが，その理由として，これらの経営指標は診療報酬の改定や病院の設備投資などによって大きく影響されるので，横断調査から把握するのは難しいと考えられた．

　以上の調査研究は 30 年前に行ったので，今日において適用できるかどうかについて懸念もある．しかしながら，病院の置かれている環境は大きくは変わっておらず，扱っている課題も普遍的であるので紹介した．

5 病院特性との関係

5-1 病院の機能との関係

　まず，高次機能病院は Mintzberg の「専門職官僚制」のプロトタイプであり，診療科間および支持部の部門間の障壁は高い．しかし，これらの病院では先端医療への取り組みが重視されるので，それに対応するためには，支持部に診療科間・部門間の壁を乗り越えるための支援体制を用意する必要があり，用意すれば組織全体のコミュニケーションも改善する可能性がある．著者は，こうした支援体制を設けた方が，ガバナンスを強化するための組織図上の指揮系統を見直すよりも[24]，効果的であると考える．

　次に，病院の機能が急性期であるか慢性期であるかによって対応は異なる．急性期の病院は実働部の医師に権限が集中しているが，プロセスを標準化し，医師・看護部・事務のチームが，クリニカル・パスや手術時のチェック・リストを作成し，実践することによって効率化できる．このように対応すれば，組織の凝集力も高まるので規範が共有されて，医療安全などのルールを確立しやすくなる．

　一方，慢性期においては，看護職が大きな役割を果たすので，看護部は医師とともに実働部に位置している．看護部の指揮系統は，看護部長・師長・主任と明確であり，実施の報告も徹底しているので，現場の看護師の裁量権は医師と比べて少ない．しかし，それだけプロセスの標準化により質を向上させる可能性が高いといえよう．なお，リハビリテーション病院・病棟における理学・作業・言語聴覚の各療法士の役割も同様である．

5-2 公私による相違とグループ化の課題

　開設者が公立か否かで対応は異なる．公立の場合は，経営における権限と責任の体制をまず確立する必要があり，そのためには独立行政法人化だけでは不十分であり，指定管理者制度を導入する必要がある[25, 26]．しかし，トップによる管理が組織図において確立されても，医業収益の不足分を一般会計から補填している限り，経営に努力するよりも，本庁や議会への対応が優先される．したがって，収支の改善がいっそう強く求められるようになったことを，外部環境の不安定化として捉え，トップに権限を集中させて組織を真に改革する必要がある．

公立以外の病院においては，法人の形態よりも，トップが創業者一族であるか否かの方が重要である．一族である場合は，トップが職員と将来ビジョンを共有することによって組織を統合することは容易だが，反面，トップが独走するか，あるいは惰性に任されて沈滞する危険性もある．一方，一族でない場合は，管理者が比較的長く職に留まり，交代が円滑に行われていれば組織の持続性が保たれるが，頻回に変わるようであれば弱体化する危険性がある．したがって，比較的長く職に留まり，交代が円滑に行われるように留意する必要がある．

　他方，グループ化については，以下を検討する必要がある．まず公的部門においては冒頭で触れたように国立病院は国立病院機構に組織されて改革に当たったことが成功の一因であり[1]，また公立病院においても，一つの病院で取り組むよりも，複数がグループで対応したことが成功の一因であったという報告もある[27]．これに対して，私的部門の病院が病院グループの翼下に入れば，家業であった病院を手放すという創業者にとっては苦渋の選択になるが，資金と管理能力のある人材を確保することによって病院の存続が可能となる．

まとめ

　病院の業務は基本的に複雑で安定しているので，実働部の医師の裁量に任せざるを得ない．したがって，有能な医師を集め，診療しやすい環境を整備して，定着させることが管理上の第一の課題である．しかし，それだけでは病院は「組織化された無秩序状態」になる危険性があるので，トップとして，技能の標準化を補完するクリニカル・パスによるプロセスの標準化などの他の統合方法を導入して，病院を効率化する必要がある．

　統合方法の中で，職員の病院に対する帰属意識を高め，規範を標準化することは，部署間の対立を緩和し，互いに協力する組織風土を構築するうえで有用である．実現は難しいので，トップと職員が一丸となって対応しなければいけない病院の新築移転や改築，病床再編，あるいは管理者の交代などを契機として強化するのが一つの方法であろう．

文献

1) 田川洋平，津川友介，池上直己：日本における国立病院改革──成果と課題．池上直己（編著）：包括的持続的な発展のためのユニバーサル・ヘルス・カバレッジ──日本からの教訓．pp199-215，日本国際交流センター，2014
　http://www.jcie.or.jp/japan/pub/publst/1452.htm（無償ダウンロード）
2) 川原経営総合センター：平成24年度　医療施設経営安定化推進事業－医療機関の経営支援に関する研

究報告書．平成 24 年度厚生労働省医政局委託，2015
3) 織田正道：2025 年に求められる病院経営——急性期の中小病院の立場から．病院 73：108-112，2014
4) Peters T, Waterman RH：In Search of Excellence：Lessons from America's best run companies, Harper Collins, New York, 1982 ［大前研一（訳）：エクセレント・カンパニー．講談社，1983］
5) Fast Company：This is the time to lead.
https://www.fastcompany.com/44077/tom-peterss-true-confessions
6) Mintzberg H：The Structuring of Organizations. Prentice Hall, New Jersey, 1979
7) Barnard C：The Functions of the Executive.　p73, Harvard University Press, Cambridge, 1938
8) 杉政孝：病院経営と人事管理．pp147-177，日本労働協会，1981
9) Howell JP, Wall LC：Executive leadership in an organized anarchy；The case of HSO. Health Care Manag Rev 7：17-26, 1983
10) CMS（Centers for Medicare and Medicaid Services）：Outcomes measures.
https://www.cms.gov/Medicare/Quality-Initiatives-Patient-Assessment-Instruments/Hospital QualityInits/OutcomeMeasures.html
11) Phillips D：At Veterans hospital in Oregon, a push for better ratings put patients at risk, doctor says. New York Times, 2018
https://www.nytimes.com/2018/01/01/us/at-veterans-hospital-in-oregon-a-push-for-better-ratings-puts-patients-at-risk-doctors-say.html?_r=0
12) Gawande A：The Checklist Manifesto：How to get things right. Metropolitan Books, Henry Holt and Company, New York, 2009
13) WHO：Implementation Manual WHO Surgical Safety Checklist 2009
http://apps.who.int/iris/bitstream/10665/44186/1/9789241598590_eng.pdf
14) 飯塚病院：TQM 大会発表大会の案内．
https://aih-net.com/activity/tqm/annai.html
15) Ikegami N, Goldsmith SB：Quality circles；the myth and reality of hospital management. Health Care Manag Rev 10：45-53, 1983
16) 日本病院会：2017 QI プロジェクト．
https://www.hospital.or.jp/qip/
17) 間宏：日本的経営．日本経済新聞社〈日経新書〉，1971
18) 占部都美：日本的経営を考える，第 21 版．中央経済社，1985
19) Mintzberg H：Power In and Around Organizations. pp367-387, Prentice-Hall, New Jersey, 1983
20) 田中秀臣：日本型サラリーマンは復活する．日本放送出版協会〈NHK ブックス〉，2002
21) 平野隆：「日本的経営」の歴史的形成に関する議論の変遷——歴史把握と現状認識の関係．三田商学研究 54：129-146，2011
http://koara.lib.keio.ac.jp/xoonips/modules/xoonips/download.php/AN00234698-20111200-0129.pdf?file_id=64691
22) Kawakita H, Ikegami N：Patient satisfaction and hospital management policy. Japan Hospitals 6：11-15, 1987
23) 池上直己：医療の政策選択．pp121-125，勁草書房，1992
24) 厚生労働省：第 13 回特定機能病院及び地域医療支援病院のあり方に関する検討会
特定機能病院の承認要件の見直しについて（案）．2017
http://www.mhlw.go.jp/file/05-Shingikai-10801000-Iseikyoku-Soumuka/0000186609.pdf
25) 竹中賢治：地方独立行政法人化による福岡市民病院の経営改革．病院 74：648-652，2015
26) 藤本尚：指定管理者制度——阪南市民病院再生の考え，運営，結果．病院 74：661-665，2015
27) 内閣府：公立病院改革の経済・財政効果について—「地方公営企業年鑑」による個票データを用いた分析．2016
http://www5.cao.go.jp/keizai3/seisakukadai.html

IV 章

人事管理

　人事管理の基本課題は，従業員の意欲の維持・向上と，人件費の抑制である．しかし，賃金を上げれば従業員の意欲は向上し，定着もするが，人件費は増える．一方，賃金を上げなければ人件費は抑制されるが，意欲は低下し，有能な人材が離職する可能性も高まる．この難問に対して，まず人事管理の展開を俯瞰し，次に医療の特殊性を踏まえて医師，看護職，医療スタッフ（コメディカル），事務職における課題を分析し，それぞれにおいて一般的管理技能（general management skill）を修得する可能性について述べる．最後に医師，看護職，事務職の人事管理上の留意点についてそれぞれまとめる．

1 ｜ 人事管理の歴史

1-1　2つのルーツ

　最初に挙げるべきは Fredrick Winslow Taylor の科学的管理である．Taylor は 20 世紀初めの米国の鉄鋼工場において，使用者がノルマを高いレベルに設定しないようにするために，作業員が談合して生産量を調整している状態を観察した．こうした慣行を改めるため，まず工程や機器の配置などを見直して作業員が効率的に働いた場合の生産量を基準にノルマを設定し，次にノルマを達成しない場合には罰則的に低い報酬，達した場合には割増の報酬に改めることを提案した．このように改めれば，ノルマを上げることによって，人件費を増やすことなく，生産量を増やすことができる[1]．

Taylor によって創設された「科学的管理」は、事業主からは歓迎されたが、労働組合はノルマの引き上げによって労働負荷が際限なく強化されることになるので猛反発した。ちなみに、Chaplin の映画『モダン・タイムズ』では、工員がベルト・コンベアの流れに沿ってロボットのようにネジを締める動作のシーンが非人間的な労働環境の象徴として映されている。

もう一つのルーツは、1923～1926 年、および 1927～1932 年にわたって Western Electric 社の Hawthorne 工場で行われた、従業員の生産性と、作業場の照度や休憩時間の取り方の関係を分析した Elton Mayo の研究にある[2]。条件を変えた介入群と、一定に保った対照群のいずれの群においても通常より生産性は向上し、さらに不思議なことに介入群において照度を上げても下げても生産性は向上した。その理由として、実験の対象として注目されたことによって従業員の内発的な動機が高まったと考えられ、こうした支援的な職場環境の重要性は後に人間関係論として体系化された。なお、注目されることで成績が向上する現象は Hawthorne 効果と呼ばれるようになり、医学でもプラセボ効果として広く知られている。

1-2 日本的経営とその変容

日本においても戦前は欧米と同じように Taylor の科学的管理が中心であったが、戦後の混乱期に頻発した労働争議、およびその後の高度成長を受けて、職場における共同体意識を醸成する「日本的経営」が定着するようになった[3,4]。大企業では企業別組合の下で年功給を採用し、終身（定年）まで雇用を保証した。年功給によって人件費は増えたが、収益はそれを上回り、また業績の拡大により新規採用者とポストが増えたので、ピラミッド型の組織を保つことができた。

職務の内容ではなく、勤続年数によって高い給与を支払う経済学的な根拠は、勤続すれば組織として必要な暗黙知を修得し、組織内のネットワークも形成されるので、労働の価値も高くなることにある。このような付加価値がつくためには、新卒者を一斉に採用し、さまざまな部署をローテートさせる必要がある。そしてポストが空席になれば、後任は公募によって外部からではなく、内部から選ぶことになる。一方、選ばれた者は、組織の求めに応じて職務の内容をフレキシブルに変えることをいとわない。

こうした柔軟性が、日本的経営の特徴であったピラミッド型の組織を維持するうえで役立った。ところが、1973 年の第一次石油ショック以降は、組織の拡大は

1　人事管理の歴史　　41

しだいに難しくなった．そこで，新たな人事管理の方式が模索されたが，欧米のように職務内容によって給与を決め，業務量が増えれば外部労働市場から採用し，減れば解雇する体制には転換しなかった．なお，欧米においても従業員はlast in, first out（後入先出，直近に採用された者が最初に解雇）の原則によって雇用がある程度保証されている[5]．

1-3　年功給に代わる体系の模索

ピラミッド型組織の維持が難しくなると，年功給と職務給の折衷案である職能給（職務を遂行する潜在能力）が導入された．これは，例えば「課長待遇」のように「課長のポストにふさわしい能力を有するが，課長職には就いていない」者に配慮した給与体系である．しかし，職能は各個人に帰属し，勤続年数が長くなれば高まるという前提を置くことが多かったので，年功給と実質的な差はなかった．そして，1990年代になって景気が落ち込むと，人件費を抑制するため，人員整理と非正規雇用者の採用，および成果主義が広まった．

その結果，非正規の職員・従業員の割合は1989年の19.1％から2016年の37.5％に倍増し[6]，人件費は抑制されたが，消費も抑制されたこと，低所得のため結婚も難しいので少子化を加速させたこと，および正職員の長時間労働が新たな問題として浮上した．また，景気が回復し，有効求人倍率が上がっても，賃金が高い団塊の世代の退職などがあったにせよ，賃金が上がらない状態が続いていることも課題となっている[7]．一方，成果主義の問題として，成果が出にくい部門に配属された職員の内発的な動機を低下させること，精神的な不安を高めること，スタンド・プレーを助長させたことなどが指摘されている[8]．

こうした経緯で，現在主流となっているのは役割等級制度である．すなわち，これまでのように本人の能力と組織の職務のどちらか一方をベースに評価するのではなく，組織が定めた個人の果たすべき仕事上の「役割」の重要度に着目した体系である．個人に期待される役割的行動をレベルで分け，職能給と職務給の両方の要素を持ちながら，実際の成果につながる個人の自覚と主体的な行動を促す仕組みである[9]．

同制度を導入するには，非定型的業務も含めて各人の「役割」をそれぞれ決める必要がある．総人件費は，それぞれの「役割」に該当する人数に，それぞれの給与を乗じて計算されるので，両者を調整することによって抑制できる．問題は，上級役割の人数が増えれば，総人件費を一定に保つためには，同じ「役割」に留まる

者の給与を下げる必要があり，その場合，下がった者は納得しないであろう．

2 | 医療の特殊性

人事管理において病院が一般の組織と最も大きく異なる点は，病院において各人の技能が組織ではなく，各個人に帰属することにある．すなわち，専門資格によって担保された各個人に帰属する技能の方が，勤務を継続することによって獲得される暗黙知やネットワークの形成といった組織に帰属する技能よりも重要である．

したがって，ポストが空いた場合，内部から昇格させるよりも，外部労働市場から公募・審査・採用した方が合理的である．一方，当該ポストが不要になって退職させても，外部労働市場において転職先を容易に見つけることができるので，生活には支障がない．このように各人の職務は資格によって規定されるので，給与も職務給を基本とするべきであり，年功を評価する必要性は本来ない．したがって，職務内容が変わるか，物価が大きく変動しない限り，給与を同じ水準に留めるべきである．

しかしながら，日本の病院においては年功給の要素が加味されている場合が多い．その理由は社会全体の慣行のほか，私的病院においても公立病院の給与体系がモデルとなっている場合が多いこと，また次節で解説するように，医師においては卒業・入局年次によってヒエラルキーが形成されてきたことなどが考えられる．問題は，職員が高齢化すれば，それに伴って人件費も上がるので，病院が拡大しない限り，こうした年功体系の維持が難しいことにある．なお，企業においては50代以降の給与の上昇は見られなくなっているので[10]，病院においても同様な見直しが必須である．

年功給に代わる方法として，まずTaylorの科学的管理の手法は，医療において実績を評価するのは難しいので，検査室のように工場の生産ラインに近い部署に限られる．一方，Mayoの人間関係論に基づく支援的な職場環境は，Ⅲ章で述べたように患者満足度に反映される可能性もあり，醸成に貢献した者を評価すべきである．また，管理者として病院の設立理念が共有されるように努力すべきである．

次に，給与を補完する方法として，病院による生涯学習の支援がある．具体的には学会や研修会などに参加する費用の助成や勤務扱いにすること，および就業

2 医療の特殊性 **43**

時間の調整などである．生涯学習を支援すれば各人の技能は高まり，外部労働市場における価値も高まるので，離職する可能性も確かに高まる．しかしながら，専門技能の維持・向上を支援すれば職場としての魅力が高まり，それだけ良い人材を採用し，定着させる可能性も高まる．

3 | 医師の人事管理

3-1 医局制度と非金銭的報酬

　医師は病院の職員の中で最も専門職としての立場が確立されているので，本来であれば最も外部労働市場から人材を確保すべきである．ところが，日本の場合は大学と関連病院の間に，医局ごとに内部労働市場が形成され，医師の異動は医局人事の一環で行われてきた．採用する病院においても，Ⅱ章で述べたとおり，米国のように医師団として審査を行っていない．そして採用後の給与体系は，年功給が基本となっている．なお，年俸制となっている場合でも，多くの病院では年功が反映されているので，先輩より高い給与をもらう医師は原則的にいない．

　医師の給与が年功給であるにもかかわらず，人件費を抑制できてきたのは，医師の管理職志向と開業志向にあると著者は考える．すなわち，医長・副院長・院長への昇進がそれぞれ難しいとわかった時点で，他の病院に移るか，開業が選択肢として浮上する．開業すれば収入は一般に増え，負荷も軽くなるうえ，事業主として自分のやりたい医療もできるので，決して悪い選択肢ではない．

　しかし，今後は新専門医制度の更新要件を満たすために中高年の医師が留まる可能性が高まるので，年功的要素を排除し，職務内容に対応させるべきである．それと同時に，専門医としての活動のほか，同僚からの評価および病院の立地や診療の支援などの非金銭的報酬に重きを置くべきである．Ⅱ章で述べたように，現状でも自治体病院において，専門医として活躍できる設備が整備され，看護部などの支援が手厚い政令市立病院における年収は1357万円で，こうした対応が難しい町村立病院の1784万円よりも年収が400万円以上低い[11]．すなわち，金銭的報酬と非金銭的報酬は相乗的ではなく，補完的な関係にある．

　以上を鑑みると，各専門分野における手技の難易度を診療報酬に反映させて引き上げるよりも[12]，むしろ現状のようにサブスペシャリストとして活躍でき，非金銭的報酬の多い病院における給与を低く，逆に虚弱高齢者の医療を担う病院に

44　Ⅳ章　人事管理

おける給与を高く保つべきである．著者は，現在のように給与によって労働市場で調整した方が，医師の活動する場を法的に規制するよりも効果的であると考える．

一方，病院として医師を採用する際は，金銭的報酬と同時に，病院の理念への共鳴，職員による支援や機器の配備，専門医の更新要件への対応，生涯教育の支援などの非金銭的な報酬にも留意する必要がある．そして採用後は，各科の診療科医長は当該診療科の患者数・手術件数・病床利用率・患者紹介率などによって評価する．診療科別管理会計の収支に基づいて行うこともできるが，Ⅴ章で述べるように，黒字の診療科からは給与の引き上げ，赤字の診療科からは医療の公益性と診療報酬の問題を盾に引き下げの反対がそれぞれ表明される可能性が高い．したがって，生の数字を見せず，また経営に貢献した診療科を報酬ではなく，機器の購入などによって報いるのも一つの方法である．なお，若手医師の評価は医長に任すべきであろう．

3-2　医師の働き方

過労死が社会の問題になったことを受けて，医師の働き方についても再検討が求められている．そこで，まず，医師が病院にいる時間を，管理者の指示に従った場合と，本人の意思による場合に分け，後者は自己研鑽の時間であるゆえ勤務時間に含めないというように扱うことができる．だが，突き詰めれば，たとえ医師が自己研鑽のために病院に留まったとしても，それによって病院の診療水準が向上し，学会発表などにより病院の名声も高まるとも解釈でき，また電通と同じように[13]，病院から自己研鑽するように圧力がかかっていたと見做される可能性もある．

したがって，他職種と同じ基準で医師の働き方を見直すなら，以下が必要である．

- 医師事務作業補助者を配置して，医師でなくても対応できる業務を可能な限り削減する．
- 外来は特別な事由がない限り規定の診察時間内に開始・終了するように就業規則で定め，診察時間の長い医師の受付時間を早く締め切る．
- 入院における主治医制をやめ，シフト制やチーム制に改め，研修医のいる病院では，英米のように時間外の対応をシフト制で働く研修医に任せる．

- 夜間・休日に診療に当たることが原則であれば，当直ではなく，勤務として扱う．また大学が派遣するのであれば，派遣先の勤務時間を含めて，就労時間全体を管理する義務がある．
- 応召義務に対しては医師個人ではなく，病院として対応し，対応した場合には必要に応じて手当を支給する．
- 医師の出退時間を管理し，所定の時間を超えて留まる場合は，勤務扱いにするなら時間外手当を支給し，法定時間内に留める．勤務扱いでないなら，当該医師の自己都合によって病院に留まる旨の申請書の提出を求める．
- 研修医が時間外で指導を受ける場合も，同様に申請書の提出を求める．

　もし，上記の最後の2点のような硬直的な対応を回避したいのであれば，医師は他の職歴と異なる以下の点を踏まえて働き方を再規定する必要がある．まず，医師は勤務先の病院に不満があれば，すぐに転職先を見つけて辞めることができる点である．次に，医師は患者にそれぞれ対応する時間を，自分の裁量で決めることができる点である．このように相違するので，たとえ労働時間は同じであっても，医師は一般の勤労者と比べて負荷が少ない可能性もある．ちなみにMarmot らは，公務員の階層が高いほど，虚血性心疾患，慢性気管支炎などによる死亡率が低く，その理由は仕事を自らコントロールできる点にあると推測している[14]．

　ただし，研修医は研修プログラムに従って派遣先が決まり，また指導医の管理下に置かれているので自由度は乏しい．これらの点を踏まえて研修内容を決める必要があるが，一方では研修する立場にあるので，「労働」として扱うことにも問題がある．II章で述べたように，米国ではresident は病院に常駐し，かつてのような36時間連続勤務はなくなったが，週80時間のシフトが課されている．すなわち，研修医は研修中の立場にあるので，研修目標を優先して，一般の医師とは区別して規定するべきである．

　しかしながら，研修医も含めて，医師はワーク・ライフ・バランスを保ち，自分の診療時間を配給しなければいけない立場にあることも認識する必要がある．「配給」という言葉に対して医師は拒否反応を示すかもしれないが，災害時にトリアージする際，あるいは移植臓器のレシピエントを決める際にはそれぞれ行っている．また日常的にも，例えば午後に手術などがあれば，午前の外来が時間内に終えるように対応していることを想起するべきであろう．

4 | 看護職の人事管理

4-1 看護職の特性

　看護部は病院の最大の部門で，看護部長—師長—主任のラインの指示に対して，報告・記録する義務があり，また毎期の技能目標を設定することもできるので，企業における人事管理の手法を適用しやすいように見える．しかし，看護師は医師と同様，属人的な技能を持っており，たとえ病院附属の養成校を卒業していても医局のような縛りはないので，外部労働市場が中心である．そのため看護職は一般の勤労者と比べて離職率が高いのは当然である．

　また管理職志向は少なく，その理由は給与に占める夜勤手当などの比重が高いこと，患者ケアへの拘りが強いこと，および上昇志向のある者は管理職よりも認定看護師などの専門資格を目指す可能性のあることなどが考えられる．このような志向は専門職として当然であるが，日本の縦社会の構造，診療報酬における評価，看護界における実務と教育の分断などの課題があるため，上級資格を取得しても給与に必ずしも反映されず，むしろ夜勤が減れば下がる可能性がある．

4-2 人員配置基準の維持

　看護職を採用する際，病院として必要な技能を持っているかどうかよりも，診療報酬の入院基本料の要件を満たすために必要な看護師の人数の確保が優先される．このような配置人数に力点が置かれているのは，国の以下の政策が背景にある[15]．

①家族ではなく，看護職が入院ケアに当たる：1951年より基準給食・寝具とともに，基準看護を導入し，配置人数が基準を満たした場合は入院料を加算する．
②看護職に占める看護婦の割合を高める：基準看護の請求要件に，看護職に占める看護婦の割合が加わり，この割合は1959年に過半数，1995年には7割以上になる．
③夜勤の労働負荷の軽減：1968年のニッパチ（夜勤は2人以上で月に8回以下）闘争に対応するために，夜勤時間を制限するとともに，配置人数が多いほど高い点数が順次つき[16]，2006年度には7対1入院基本料が導入される．
④患者のケア量に対応：7対1入院基本料の病院が急速に増加したため，2008年

4 看護職の人事管理　　47

度に患者の重症度，看護の必要度が導入される．しかし，効果が乏しかったので，2014年度に重症度，医療・看護必要度に要件が改められ，2016年度には同要件がさらに厳しくなった．2018年度より10対1を基本とした「急性期一般入院基本料」に統一され，患者の重症度，医療・看護必要度による7段階の加算に変わった[17]．

以上の目標のうち①はⅡ章で解説したように，家族の付添がほぼなくなったので達成され，②によって看護の地位は向上したが，③によって労働負荷がどこまで軽減したかは検証されていない．というのは，夜勤の時間・人数などは診療報酬の要件になっているので，その順守は指導・監査によって担保されているが，それ以外の休憩・超過労働時間などの労働基準法の要件については対象になっていないからである．

4-3 外部労働市場の活用

看護師は医療職の中で最も外部労働市場が発達しているので，病院が高い給与を用意すれば確保できる．紹介会社や派遣会社の利用も多く，これらを活用すれば手数料は確かに高く，年収の2割程度になるが，紹介会社を選別し，担当者と良好な関係を築けば，病院にマッチした人材を迅速に得ることもできる[18]．いずれにしても，看護師に対する需要が急増した7対1入院基本料の導入時期を除いて，看護師は労働市場において不足しているわけではなく，病院として看護師が応募するような賃金の提示が難しい点にある．

今後の問題は，大卒看護師の比重が高まれば，都市部の大病院に就職を希望する看護師が増え，医師と同様に郡部における不足が著しくなる可能性にある．現状では専修学校卒の看護師の方が多いこともあって，地元志向が強く，医師とは逆に郡部の方が給与は低い．先の自治体病院の調査でも，町村立病院における看護師の賃金は，地域における物価賃金水準を反映して455万円に留まり，政令市立病院の505万円よりも低かった．町村立病院における看護師の給与が低いことが，医師に対して高い給与を支払うことのできる理由の一つでもある．したがって，看護師の構造が変化すれば，こうした均衡は崩れ，町村立病院はいっそう難しい立場に立たされる．

最後に，看護補助者も看護部門に所属し，慢性期病院では看護の有資格者と同数配置することを診療報酬で規定している．一方，介護施設では介護職が圧倒的

多数を占めており，これら介護職に対して国は介護福祉士の資格を導入し，その取得を厳しくすることで地位の向上を図っている[19]．ところが，介護サービスは家族の介護を代替している面が強く，医療職のように身分を確立することは難しいであろう．そこで，看護補助者とともに処遇条件を工夫し，その中で准看護師・看護師の資格取得を支援することも一案であろう．

5 | 医療スタッフ（コメディカル）の人事管理

医師，看護師の他にも，理学療法士などのリハビリテーション療法士，中央診療部門の臨床検査技師，診療放射線技師および管理栄養士などの医療スタッフが病院に雇用されている．資格を取得するためには，それぞれの養成校を卒業し，国家試験に合格する必要があり，それぞれが担う領域は法律によって規定されているが，必ずしも整合性のある分担ではない．例えば，MRI は放射線を発しないが，扱いは診療放射線技師に限られ，超音波診断は画像診断であるが扱いは臨床検査技師に限られている．なお，薬剤師は伝統的に医師・歯科医師に準じた地位にあり，特に病棟薬剤業務などにおいては専門職としての自律性があるが，全体としては医療スタッフと同じ位置づけである．

以上のように業務がそれぞれ細分化しているので，中小病院においては，それぞれの職種が数名に留まる場合もあり，人事管理上の課題である．というのは，キャリア・パスを用意するのは難しく，また，職種の異なる部門を統合するのも難しいからである．したがって，人材を外部労働市場に求めるか，昇進先としては，以下，解説するように事務長に転出するのも一つの方法であろう．

6 | 事務職と一般的管理技能

6-1 事務職の位置づけと事務長への抜擢

病院は一般の組織と異なり，Ⅲ章で解説したように実働部の医師に権限が集まっており，事務部門は看護部などとともに支持部にある．したがって，その長である「事務長」は，「学校・病院などで，事務員を指揮し，その事務を管理する職」であり[20]，学校においても病院においても裏方として組織を支える立場に置かれてきた．しかし，事務の所管する業務は広まり，人事・財務・施設・物品の

管理のほか，企画立案も含まれるようになった．

　事務職は他の病院職員のように資格を持っていないので，内部労働市場の果たす役割は大きいはずである．しかし，事務職が病院の職員全体に占める割合は1割程度に過ぎないうえ，その中には受付窓口などのように外注委託の対象となるルーチンな業務がある一方，レセプトの請求業務などのように専門技能を要する業務もあるので，キャリア・パスを用意できるのは大病院か病院グループに限られ，一般には難しい．例えば中小病院で医事課長に就けば，10年以上もその職に留まる可能性がある．

　こうした事情で事務長に当該病院の事務部門から昇格する者は相対的に少ない[21]．院内で薬剤師や医療スタッフが異動することもあり，この場合は事務業務に精通することが課題である．一方，外部から着任する場合は，リクルート先として他の病院のほか，病院以外の取引銀行や薬卸などもある．前職が病院である場合には医療界に精通しているが，一般的管理技能は未知数であり，病院以外の場合は医療現場を知らない．いずれの場合も管理者によって抜擢されたので，管理者との信頼関係を維持・深めることが最優先の課題である．

6-2　一般的管理技能の取得

　事務長に最も求められるのが一般的管理技能である．一般的管理技能とは，日常的に発生する問題に対して迅速かつ適切に対応するだけでなく，財務諸表などを理解して中長期計画を企画・立案できることである．系統的な知識よりも暗黙知や洞察が重要であり，このような技能を有する者を「コアの人材」として確保することが病院にとって大きな課題である[22]．というのは，職員の大部分は「周辺の人材」であり，病院を組織として維持・拡大することに対して，一般に大きな関心を持っていないからである．

　まず医師は，前述したように病院長・副院長だけでなく，診療科長などに就任することも昇進と認識している．しかしながら，診療科長に就任しても，病院の管理運営に関わる「コアの人材」になったとは必ずしも自覚せず，むしろ所属する診療科の意見を代表する立場にあると認識する可能性もある．そこで，課題は「コアの人材」になったことを自覚することであり，もし自覚すれば国立病院機構における対応からも明らかなように[23]，医師は財務諸表などを独学で勉強し，一般的管理技能を修得できる．

　次に看護師は，前述したように管理職志向は強くないが，看護師長になれば，

病棟の課題の把握と年間改善目標の設定，勤務表の作成，緊急時の対応，部下の能力育成と不満の把握といった病棟責任者として役割を担うことになる．さらに看護部長になれば，職責は看護部門に留まらず，経営陣の一員として一般的管理技能がいっそう求められるようになるので，看護師の確保に忙殺されないように留意する必要がある．

　最後に事務職員については，病院が見込んだ者を，病院団体などの主催する研修会を受講させることによって，一般的管理技能を高めることができる．さらに一歩進んで，研修修了者に対して病院団体が与える資格が，「コアの人材」として必要な能力を修得した証として認められるようになれば，人材のプールが形成される．その結果，事務長の転職も容易になり，このように事務長の転職が地域で進めば，事務部門を核に病院全体が活性化し，病院間の連携も促進されるであろう．

　将来的に病院のグループ化が進めば，人的資源に投資し，法人本部において「コアの人材」を育成するための事務職員を新卒で採用し，キャリア・パスを用意することが容易になる．こうした動きは公私ともにすでに見られ，公立病院においても複数の病院が一般地方独立行政法人（非公務員型）に移行すれば，事務職は本庁人事から離れてキャリア・パスの形成がより容易になる．一方，医師・看護師・医療スタッフにおいても，臨床と離れた管理職としてのキャリア・パスを用意する必要がある．

まとめ

　病院職員の大半は有資格者であり，職務内容と給与は，第一義的に資格によって規定され，有資格者としては自由に転職できる．したがって，人材の登用を外部労働市場に求めるべきであり，採用する際は，資格の有無だけではなく，病院が必要としている技能にマッチしているかどうかを慎重に審査する必要がある．採用後の給与において年功給の比重を可能な限り減らし，人口の高齢化による医療費の自然増と同じような現象が，病院の人件費においても発生しないように注意する．

　医師においては，これまでの大学医局における年功序列を反映した給与体系から，労働市場の需給関係を反映した体系に改めるべきである．給与水準は，病院の求める技能とのマッチ，および医師の望む診療内容に対する支援などの非金銭的報酬を考慮して決める．今後の需給動向として，総合医の方が臓器専門医より

6 事務職と一般的管理技能　　51

も不足する可能性が高いので，相応の処遇条件を用意する必要がある．

　看護職においては，賃金と同時にワーク・ライフ・バランスが重要であり，そのためにも看護部長・師長は積極的に有給休暇を消化して，模範を見せる必要がある．看護師は必ずしも管理職になることを望んでいないので，特定行為の研修受講などによるキャリア・アップを支援した方が定着につながる可能性もある．さらに出産・育児を支援し，短時間正職員制度を活用して有能な職員の離職を防止することも重要である．

　事務職においては，一般的管理技能の修得に重点を置くべきである．病院の管理者は確かに法的には医師に限られているが，事務職を経営陣の一翼に加えることには制限がない．今後，独法化された公立病院，および地域医療連携推進法人が発展するには，一般的管理技能を有する職員が法人本部，および病院間を自由に異動して活躍できる体制を構築する必要がある．また法人として組織の活力を維持・高めるためには事業を拡大する必要があり，その際，事務職の企画・立案能力がますます求められることになる．

　以上の課題に対応するには時間を要するので，人事管理には長期的な視点が必要である．人材を適切に採用し，定着させるうえで，給与や処遇条件と同程度に重要な要素は，管理者が職員の共鳴するような病院の将来ビジョンを示すことができるかどうかにかかっているといえよう．

文献

1) Taylor FW：The Principles of Scientific Management. Harper & Brothers, New York, 1911
2) Roethlisberger FJ, Dickson WJ：Management and the Worker. Harvard University Press, Cambridge, 1939
3) 間宏：日本的経営．日本経済新聞出版社〈日経新書〉，1971
4) 占部都美：日本的経営を考える，第21版．中央経済社，1985
5) Von Below D, Thoursie PS：Last in, first out? Estimating the effect of seniority rules in Sweden. Working Paper 2008.27. Institute for Labour Market Policy Evaluation（IFAU）
  https://www.ifau.se/globalassets/pdf/se/2008/wp08-27.pdf（2018年1月5日確認）
6) 総務省：労働力調査．平成29年6月分
  http://www.stat.go.jp/data/roudou/sokuhou/tsuki/index.htm（2018年1月5日確認）
7) 玄田有史：人手不足なのになぜ賃金は上がらないのか．慶應義塾大学出版会，2017
8) 高橋伸夫：虚妄の成果主義――日本型年功制復活のススメ．日経BP社，2004
9) 日本の人事部：役割等級制度．2009
  https://jinjibu.jp/keyword/detl/251/（2018年1月5日確認）
10) 大湾秀雄：日本の人事を科学する――因果推論に基づくデータ活用．日本経済新聞出版社，2017
11) 総務省：地方公営企業年鑑．2015
12) Frech Ⅲ HE：Regulating Doctors' Fee. AEI Press, Washington DC, 1991
13) 日本経済新聞社：自己啓発の学習も労働時間　厚労省が指針（2017年2月3日付）
14) Marmot MG, Smith GD, Stansfeld S, et al：Health inequalities among British civil servants；the Whitehall Ⅱ study. Lancet 337(8754)：1387-1393, 1991

15）角田由佳：日本における看護婦政策の歴史的展開——経済学からの評価の試み．医療と社会6：86-106，1997

https://www.jstage.jst.go.jp/article/iken1991/6/4/6_86/_pdf

16）第1部　保助看法60年を振り返る（清水嘉与子，矢野正子，久常節子，他：保助看法60年を振り返る——歴代厚生労働省看護課長による座談会／永井敏枝，大坂多恵子，杉谷藤子，他：各職能・職域からみた保助看法の歴史）．保健師助産師看護師法60年史編纂委員会：保健師助産師看護師法60年史．pp9-50，日本看護協会，2009

https://www.nurse.or.jp/home/publication/pdf/2009/hojyokan-60-3.pdf

17）厚生労働省：個別改定項目についての参考資料，中医協参考資料，平成30年2月7日

http://www.mhlw.go.jp/file/05-Shingikai-12404000-Hokenkyoku-Iryouka/0000193709.pdf2018 （2018年3月1日確認）

18）池上直己：人材紹介会社の活用の実態．第56回全日本病院学会in福岡，2014

19）池上直己：日本の医療と介護——歴史，構造そして改革の方向性．pp138-139，日本経済新聞出版社，2017

20）事務長とは．松村明（監修）：デジタル大辞泉，小学館

https://kotobank.jp/word/事務長-523952（2018年1月5日確認）

21）池上直己：事務職員の採用とキャリア形成——病院における人事管理と事務職の役割．病院67：211-214，2008

22）Atkinson J, Meager N：Charging Working Patterns；How companies achieve flexibility to meet new needs. Institute of Manpower Studies, National Economic Development Office, London, 1986

23）田川洋平，津川友介，池上直己：日本における国立病院改革——成果と課題．池上直己（編著）：包括的持続的な発展のためのユニバーサル・ヘルス・カバレッジ——日本からの教訓．pp199-215，日本国際交流センター，2014

http://www.jcie.or.jp/japan/pub/publst/1452.htm（無償ダウンロード）

V 章

財務管理

　病院の財務管理が整備されたのは比較的新しい．私的病院は家業であった診療所の延長として発達したので，1951 年の医療法人制度によって家計と病院の勘定の分離が進んだ後も，節税対策が中心であった．一方，公立病院には 1966 年に企業会計が導入されたが[1]，依然として本庁の予算によって運営される傾向にあった．しかし，公私とも DPC/PDPS が導入されると，コスト管理の必要性が広く認識されるようになった．

　財務管理には，外部に対して経営の実態を示すための財務会計と，内部の経営判断を助けるための管理会計がある．財務会計の子細は専門家が対応するので，本章は主に管理会計についてであり，著者らが公私のさまざまな規模の病院を対象に行った診療科別管理会計の調査研究の結果[2,3]を中心に解説する．管理会計は院内の課題に対応するうえで有用な情報を提供するだけではなく，例えばⅥ章で述べるように，他院との連携関係を深めるために，どの診療科を整理し，連携先に任せるかを決める際にも役立つ．

1 ｜ 財務会計

　管理会計について解説する前に，財務会計の概要を説明する．財務会計の書式・計算方法は病院会計準則によって規定されている．まず，キャッシュ・フロー計算書は，基本的には 1 年間の現預金の増減額に基づいており，手元資金の状態を示している．純利益・減価償却費・退職給付引当金の増加額等・有価証券の売却・短期借入金は手元資金の増に，有価証券の取得・短期借入金の返済等は手元

資金の減になる．支払が集中してマイナスが多くなれば，営業的には黒字であっても黒字倒産の危険性があり，利益と減価償却費の合計額に着目する必要がある．

次に，貸借対照表は，期末時点における財政状態を示しており，資産と負債，および資産から負債を差し引いた純資産により構成される．資産として，業務活動の医薬品等の棚卸資産・未収金，投資活動の有形資産，ソフト開発等の無形資産，有価証券等がある．負債として，業務活動の売掛金・未払金，および財務活動として短期・長期の借入金および役員従業員借入金等がある．資産・負債とも1年以内を流動，1年を超えれば固定に分類される．

最後に，損益計算書は，当期における収益と費用を記載し，病院の運営状況を示している．業務活動としての経常的取引と，固定資産の売却といった臨時偶発的取引により構成される．経常的取引には，医業収益と材料費・人件費・委託費・減価償却費・福利厚生費や水道光熱費等の経費などの医業費用，および医業外の分配金・売却益・補助金等の収益と，支払利息等の費用がある．経常利益に臨時損益を加え，さらに当期負担分の課税額を加えた最終額が当期純利益である．

損益計算書から，収益に対する人件費率・減価償却費率等の「収益性」，患者1人1日当たりの入院収益等の「機能性」，従事する医師・看護師数等からそれぞれの従事者1人当たりの年間給与等の「生産性」の分析項目がそれぞれ計算される[4]．そして，これらの値を，当該病院と同じ開設者・規模・機能の病院と比較することができる．しかし，病院にはそれぞれ固有な事情があるので，平均から大きく逸脱していない限り，評価するのは難しい．したがって，分析項目は経年的な変化を中心に評価し，変動した要因の追究に重点を置くべきである．

このように法人全体の財務体質を財務諸表の変動によって追うことが，財務分析の基本である．経営状態が悪ければ，まずは当座の手元資金を確保し，次いで物品購入費や融資・委託先の見直しなどによる費用削減と，レセプト請求方法の見直しなどによる収益増を図る必要がある．そのうえで医師・看護師などのスタッフおよび施設設備を見直すべきであり，その際，管理会計を活用すれば，より的確な判断ができよう．

2 | 管理会計の責任単位

2-1 責任単位の設定

　管理会計の目的は，経営者の判断に役立つ情報を提供することにあるので，その目的に沿ってどのように責任単位を設定してもよい．責任単位には，一般に顧客に提供するモノを対象とした製品別利益計算およびプロジェクトごとの採算性を計算する場合と，事業活動を分担する組織単位や業績測定単位にする場合がある[5]．医療において前者はなじまないので，後者が中心であり，例えば法人の翼下の病院・介護事業所をそれぞれ責任単位にすることができる[6]．

　病院を責任単位に分ける場合は，中規模以上の急性期であれば，診療科を単位にするのが一般的である．なぜなら，医師を組織する基本単位は「診療科」であり，病院の収益と費用のほとんどは医師の指示によって発生するからである．確かに診療科長であっても，科内の各医師の裁量権を尊重しなければいけないが，例えば使用する材料・機材を選定する際に意見の集約が行われるのは一般に診療科である．なお，ケアミックスの中小病院であれば急性期・慢性期のそれぞれを，また介護事業所については施設・通所・訪問の各事業をそれぞれ責任単位にすることができる．

2-2 責任単位としての診療科

　管理者は，診療科を単位として管理会計を導入することによって，**図表Ⅴ-1**に示すとおり[7]，短期的には原価の削減，医師の人事考課，当該診療科から要求のあった高額医療機器の購入決定にそれぞれ活用できる．また長期的には，当該診療科の拡大・縮小，統廃合・増設を行う際の判断材料にそれぞれ活用できる．ただし，収支だけで判断するのではなく，病院の理念や将来計画，および所属する医師の素質にも十分に留意して行う必要がある．

　管理会計を導入する診療科の単位は，標榜科目やレセプトの診療科ではなく，当該診療科が医師の意見を集約する単位になっているかどうかで決めるべきである．例えば内科と循環器内科でそれぞれ集約していれば，それぞれ別な責任単位にするべきである．責任単位とするかどうかを決める際に，以下の点に留意する．

56　　**Ⅴ章　財務管理**

図表Ⅴ-1　診療科別管理会計の活用

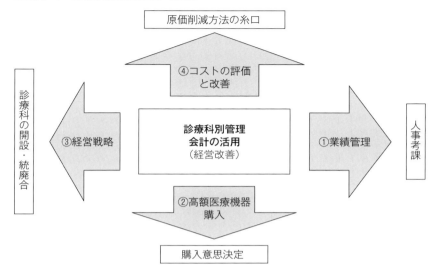

〔第3回全日本病院協会トップマネジメント講習会テキスト(2008)より〕

- リハビリテーション科は，専従のリハ医師がリハ内容を決めている場合には責任単位になるが，療法士だけで構成され，他科の医師の指示に基づいて実施している場合には責任単位にならない．
- 放射線科の治療部門は該当するが，診断部門は該当しない．
- 透析部門はたとえ組織図上は内科や泌尿器科に属していても，収支に占める割合が大きいので，専従の医師がいなくても，独立の単位とする．
- 健診センターも独自に収益が発生しているので，専従の医師がいなくても，独立の単位とする．

　さて，診療科は収支をともに管理するプロフィット・センターであるのに対して，薬剤部・手術部・検査部・画像診断部の中央診療部門は費用だけを管理するコスト・センターである．なぜなら，費用を圧縮できるが，収益を拡大できないからである．例えば，薬剤部は薬剤師の判断で，医師の同意を得て，薬剤管理指導料等の収益を得ることができるが，全体に占める割合はわずかで，医師の処方する薬による収益の方が圧倒的に多く，卸からの納入価格の交渉については一般

に事務部が中心に行っている.

　他の中央診療部門は，全て医師の指示により，手術部は手術，検査部は検体・生理機能検査，画像診断部は撮影がそれぞれ行われるが，各部門における作業手順については，動作分析などを行うことによって省略化できる．なお，これらの部門で使用する機器の購入・リースについては，事務部が収支を試算するが，機種の選定には各診療科の意向が反映される.

　一方，看護部の収益は，診療報酬の人員配置基準によって規定される入院料であり，費用を削減できるのは病棟配備の消耗品などに留まるので，責任単位にはならない．また，メディカル・ソーシャル・ワーク部門も，医療連携室とともに，患者の獲得や在院日数の短縮に貢献するが，収益額に対応させた形でその費用を評価できないので，同様に管理会計の責任単位にならない.

3 費用の配賦方法

　各診療科に収益を配賦するのは容易であるが，中央診療部門と補助・管理部門で発生した費用を，それぞれの診療科に配賦するのは難しい．したがって，費用を配賦するための簡便な方法の開発が，診療科別管理会計を導入する際の最大の課題である．本稿で提示する方法は，中央社会保険医療協議会診療報酬調査専門組織，医療機関のコスト調査分科会において2003年度から検討した「医療機関の部門別収支に関する調査」で採用した階梯式配賦の方法である[2].

　まず，**図表Ⅴ-2**で示すとおり，費用の発生する部署を，①入院部門，②外来部門，③中央診療部門，④補助・管理部門に分け，それぞれにおいて把握する．次に，④補助部門で発生した費用を，①〜③の部門に計上する．次に，③中央診療部門に発生した費用を，①〜②の部門に計上する．計上する際に，上位の部門に帰属する費用をできるだけ直接計上（直課）し，できない場合には基準に従って配賦する.

　次に，中央診療部門における費用を簡便に把握し，配賦できるように特殊原価調査を行った．以下，手術部門を例に18の病院で実施した調査の概要を解説する.

• 給与費：手術台帳からKコードの手術分類ごとに医師・看護師らが関わった時間を調査し，それぞれに各職種の職種別平均給与費を乗じて平均費用を計算

図表Ⅴ-2　階梯式配賦イメージ

〈一次計上〉
以下4部門に収益，費用を計上する

入院部門			外来部門			中央診療部門				補助・管理部門	
内科	外科	…	内科	外科	…	手術	検査	画像診断	…	診療支援系	運営管理系

〈二次配賦〉
補助・管理部門の費用を入院部門，外来部門，中央診療部門に配賦する

入院部門			外来部門			中央診療部門				補助・管理部門	
内科	外科	…	内科	外科	…	手術	検査	画像診断	…	診療支援系	運営管理系

〈三次配賦〉
中央診療部門の収益・費用を入院部門，外来部門に配賦する

入院部門			外来部門			中央診療部門			
内科	外科	…	内科	外科	…	手術	検査	画像診断	…

（平成20年度　医療機関の部門別収支に関する調査報告より）

- 材料費：それぞれの購入価格を把握するのは難しいので，薬剤と特定保険医療材料などの材料費については，病院全体の購入費を，当該診療科の利用量にレセプトの点数を乗じて配賦．また，Ｅファイル・レセプトデータに記載のない材料の利用量は手術時間に連動すると見なし，給与費の配賦基準に従って合計額を配賦
- 設備・施設費：延べ患者数費で配賦する．なお，レーザーメスなどのように費用に占める割合が少ない場合は，手術件数全体に占める各診療科の件数で配賦

特殊原価調査によって明らかにされた費用を，ヘルニア手術（K633）を 1.00 として，手術の K コードごとに，各手術の相対値である「等価係数」を，頻度の高い手術術式について計算する〔例えば胃全摘術（K657）は「11.61」〕．

以上のように計算された「等価係数」を用いることによって，手術室に発生した総費用を，手術台帳のデータに基づいて各診療科に簡単に按分できる．なお，等価係数は，外保連が 2004〜2005 年に実施した「手術等の難易度及び時間に係る調査」の医師数・看護師数・手術時間と概ね一致した．ただし，看護師数は外保連の方が若干多く，その理由は調査対象病院の相違に由来すると考えられた．

手術部門で行った特殊原価調査を，検査と画像診断の両部門においても，それぞれ 11 病院を対象に実施した．その結果，検査と画像診断は手術ほど細かく分かれていないので，調査した範囲でほぼ全ての行為の等価係数を計算できた．なお，これらの等価係数を用いる場合は，自院における妥当性をいくつかの代表的な行為について検証した方がよく，他の簡便な配賦方法を用いる場合も同様である．

中央診療部門以外は，例えば病室利用の費用は，あらかじめ金額を決め，患者の利用実績に応じてそれぞれの診療科に配賦して計算した．また事務職員の人件費については，レセプト請求額に応じて配賦した．

4 ｜ 診療科へのフィードバック

各診療科の科長に，他の科と比較する形で収益のデータをフィードバックすると，収益の多い診療科からは，病院の経営に貢献しているので，当該診療科の医師の増員やスペースの拡大などの要求につながる可能性が高い．こうした事態を避けるためにも，収益だけでなく，費用も計算した診療科別管理会計が有用である．

問題は，診療科別管理会計の収支は，費用の配賦方法によって結果が変わるので，診療科が結果に納得しない可能性にある．そのうえ計算結果に納得しても当該診療科の提供する医療サービスは地域にとって不可欠であり，たとえ赤字であっても，病院の設立理念に従って提供すべきであると反論する可能性がある．配賦方法については，方法を変えて検証できるが，後者については平行線になる．

以上の観点から，著者は収支のデータを直接フィードバックすべきでなく，特

にDPC分類ごとの収支をリアル・タイムでフィードバックすると[8]，弊害は大きい．というのは，ホテルであれば，サービスを選ぶのは顧客であるので，それに応えるように収益の拡大と費用の削減に努力するのは当然であるが，病院の場合は，DPCの分類を決めるのも，医療サービスの内容を決めるのも，患者ではなく，医師であるからである．こうした条件下で医師が収支の拡大に主眼を置いて診療すれば，アップコーディングと粗診粗療を招く危険性がある．

したがって，診療科に対して，このような形で収支のデータをフィードバックするべきではなく，患者数，紹介患者数，手術件数などの医事データに限るのも一つの方法である．一方，DPCについては，請求されている分類（副傷病を含む）と，それぞれの入院期間と報酬額にそれぞれ留める．診療科としては，こうした情報に基づいてクリニカル・パスを作成し，モニターすることができる．パスを作成する目的は，収益を増やすことではなく，Ⅲ章で解説したようにプロセスを標準化して費用を削減することにあり，作成に当たっては下記に留意する[8]．

①全体に占める割合の高いDPC分類に対しては必ずパスを作成する．DPCの分類は2,500ほどあるが，大学病院の場合でも一般に頻度の高い方からの100分類で，入院患者の半数以上を占める．
②DPCの包括点数と出来高払い換算の実績点数を比較し，包括点数の方が低い場合には，対応するパスの内容を点検する．特に検査・薬剤などの構成比が高い場合，およびパスの入院期間がDPCの入院期間Ⅱを超える場合にはパスの内容を早急に見直す．
③パスは診療科ごとに作成されてきたので，例えば神経内科と脳外科のように2つ以上の診療科が，同じDPC分類に対して，それぞれ異なるパスを作成している場合もあるので，可能な範囲で統一を図る．

5 診療科の収支

責任単位とする診療科は病院によって異なり，たとえ診療科名としては同じであっても受診する患者の構成は異なるので，各病院における診療科名をそのまま用いて科別の収支を比較できない．そこで，医療経済研究機構では，11の主要な診療科群を設定し，当該病院で用いている診療科を，そのいずれかに分類するように依頼した．そして，透析部門と健診部門については，それぞれ「診療科群」に

図表V-3　開設者別，病床規模別　対象病院数

開設者	病床規模			合計
	20〜199 床	200〜499 床	500 床以上	
医療法人	18(20.5%)	23(26.1%)	4 (4.5%)	45 (51.1%)
国立・公立	0 (0.0%)	12(13.6%)	3 (3.4%)	15 (17.0%)
上記を除く開設区分※	5 (5.7%)	15(17.0%)	8 (9.1%)	28 (31.8%)
合計	23(26.1%)	50(56.8%)	15(17.0%)	88(100.0%)

※「上記を除く開設区分」とは，「公的」(日赤，済生会，北海道社会事業協会，厚生連，国民健康保険団体連合会)，「社会保険関連法人」(全国社会保険協会連合会，厚生年金事業振興団，船員保険会，健康保険組合及びその連合会，共済組合およびその連合会，国民健康保険組合)，「その他」(公益法人，社会福祉法人，医療生協など)である.

(平成20年度　医療機関の部門別収支に関する調査報告より)

図表V-4　医業収支差額の平均と分布(診療科群)

収益率階級	n	平均	構成比			
			＜－10%	－10〜0%	0〜10%	10%＜
内科群	123	0.4%	20.3%	33.3%	29.3%	17.1%
小児科群	75	－7.1%	58.7%	17.3%	13.3%	10.7%
精神科群	36	－18.7%	75.0%	2.8%	13.9%	8.3%
外科群	125	4.7%	12.0%	21.6%	40.0%	26.4%
整形外科群	111	－5.2%	46.8%	18.9%	25.2%	9.0%
産婦人科群	78	4.6%	42.3%	10.3%	16.7%	30.8%
眼科群	86	18.4%	22.1%	7.0%	16.3%	54.7%
耳鼻咽喉科群	83	－2.9%	49.4%	16.9%	19.3%	14.5%
皮膚科群	74	－45.8%	94.6%	1.4%	0.0%	4.1%
麻酔科群	23	－16.9%	73.9%	8.7%	13.0%	4.3%
放射線科群	74	－22.3%	55.4%	2.7%	10.8%	31.1%

(平成20年度　医療機関の部門別収支に関する調査報告より)

準じて独立に扱った．なお，医業外収益に含まれる補助金などは職員数費比で配賦した.

　2006〜2007年度調査の対象となったのは，**図表V-3**に示す88病院である．このうち40病院はDPC対象，48病院は準備病院であり，200床未満が26.1%,

200〜499床が56.8%，500床以上が17.0%，および医療法人立が51.1%であった．収益のデータは，レセプトデータとDPCのD・Eファイルから入手した．

　その結果，**図表V-4**に示すとおり，平均値では，眼科群，外科群，産婦人科群が黒字であり，一方，皮膚科群，精神科群，小児科群などでは赤字であった．しかしながら，黒字・赤字の程度は，病院によって大きく異なり，例えば眼科群のように全体では大きな黒字であっても，10%以上赤字の病院が22.2%も存在し，逆に赤字の皮膚科群においても，10%以上の黒字の病院が4.1%存在した．なお，透析部門を計算した12病院の収支差額の平均は27%，健診部門を計算した9病院の平均は41%であり，収益性が良いことが裏付けられた．

　診療科として赤字，黒字となった大きな要因は入院・外来の比率であった．というのは，精神科群・麻酔科群を除けば，入院は全体として黒字であったので，入院の比率が高ければ当該診療科は黒字，逆に外来は赤字であったので，外来の比率が高ければ，当該診療科は赤字であった．外来が赤字であった理由は，医師の対応する時間に比して，収益が少ないことにあり，これは1時間を要する手術の点数と，外来患者を1時間診た場合の再診料に薬価差などを加えた合計額で比較すれば，自ずと明らかである．なお，対象病院において，外来だけの診療科群もあり，その場合，当該診療科群は概ね赤字であった．

　確かに外来は，入院患者を確保するために重要であるが，地域医療支援病院のように診療所との連携体制を強化し，退院患者を積極的に逆紹介することによって対応する方法もある．このように発想を転換すれば，診療科を黒字にする可能性もあり，診療科別管理会計は，こうしたシミュレーションを行ううえで役立つといえよう．

まとめ

　診療科別管理会計は，コストの管理だけではなく，管理者が診療科の拡大・縮小や医師の人事考課などを行ううえでも有用なデータを提供する．導入の費用を抑制するために，中央診療部門の費用を配賦する際，医療経済研究機構で開発した等価係数を活用するのも一つの方法である．一方，導入後に要する費用は，データの収集や分類にどこまで人員を配置するかによって決まる．

　もう一つの課題は，管理会計の結果をどこまで，どういう形でフィードバックするかである．構造的に不採算な診療科もあり，配賦する方法もさまざまである．そこで，収支のデータをそのままの形でフィードバックしないで，各診療科

がクリニカル・パスを作成・改定する際の資料の提供に留めるべきである. 一方, 構造的に不採算な診療科については, 管理者が病院の将来像について明確なビジョンを提示し, 医師をはじめ病院職員と共有する必要がある.

文献

1) 伊関友伸：自治体病院の歴史——住民医療の歩みとこれから. p.315, 三和書店, 2014
2) 池上直己：病院における管理会計と活用する際の留意点. 病院 69：94-98, 2010
3) 財団法人医療経済研究・社会保険福祉協会 医療経済研究機構：平成19年度医療機関の部門別収支に関する調査報告. 医療経済研究機構, 2008
4) 石井孝宜：病院のための経営分析入門. じほう, 2008
5) 伊丹尊之, 青木康晴：現場が動き出す会計. 95-109, 日本経済新聞社, 2016
6) 荒井耕：病院管理会計. 中央経済社, 2013
7) 池上直己, 髙木安雄, 磯伸彦, 他：「管理会計－ケース」. 第4回医療機関トップマネジメント研修コース, 全日本病院協会, 2008
8) 田崎年晃：病院管理会計とデータマネジメント. 病院 75：27-32, 2016
9) 鎮目美代子, 中牧郁子, 池上直己：DPC上位100分類に対応するクリニカルパスの現状と課題, 日本クリニカルパス学会誌 10巻4号：P529, 2008.10 （第9回日本クリニカルパス学会学術集会, 埼玉, 2008.11.21-22）

VI 章

病床機能と医療連携

　病床の機能は，医療法と診療報酬によって規定されており，その中で病院は自院に蓄積された技能と診療圏におけるニーズに即して選んできた．一方，法規程も医療環境の変化を受けて改正されてきたが，これまでの規定と整合性を保ち，医療団体と話し合いを重ねる過程で，非常に複雑になっている．本章ではその骨子を解説後，病院として戦略的に対応するため，自院で提供している医療内容を分析・整理し，それを補完する形で医療・介護機関と連携する方法を示す．

1 病床機能

1-1 医療法の改正

　英米と異なり，日本では病院と診療所が明確に区別されるようになったのは，II 章で述べたように敗戦後の 1948 年の医療法からである．その際，病院は 20 床以上で，1 患者当たりの病室面積を 4.3 m² 以上，看護婦の標準人員を入院患者 4 人に 1 人などに規定した．だが，病院の開設や増床は，自由開業医制度の下で規制されなかったので，地域格差が大きかった．そこで，医療計画に従って整備することが検討された．

　医療計画の基底には，1 次，2 次，3 次の各医療レベルに対応して，それぞれ順に広い圏域において病院を整備し，ニーズに従って遠心性・求心性の患者・モノ・情報の流れを構築する，という後に WHO によって体系化された構想がある[1]．例えば，1950 年に厚生省の医療機関整備計画中央審議会が発表した案では，都道

府県（以下，県と略）庁所在地に 200〜400 床の中央病院，3〜4 の保健所管区区域ごとに 100〜200 床の総合病院，保健所管区区域ごとに 50〜100 床の公的病院をそれぞれ整備する目標を提示した[2]．

　しかし，こうした構想を描いても，国には整備資金がなかったので，病院は私的部門を中心に発達し，この傾向は医療金融公庫（現・福祉医療機構）が 1960 年に創設されると一段と強まり，さらに 1973 年に老人医療費が無料化されるといっそう拍車がかかった．病院が開設されれば患者は受診するようになり，病院も投資した資金を回収しなければいけないので，提供体制の再構築は難しかった．

　そこで，ともかく病床の増加だけでも抑制することを目的として，1985 年に医療法が改正され，国は県に対して地域医療計画の策定を命じ，その中で 2 次医療圏の設定と，同圏域における「必要病床数」を規定した．ただし，人口当たり病床数の地域格差は大きく，西高東低の傾向もあったので，「必要病床数」の基準を全国一律に設けず，9 つのブロックごとに定めた．そのためブロック間の格差は引き続き存在した．また国全体の病床数も，施行前の駆け込み増床などもあったので，規制の効果は必ずしもなかった．確かに 1992 年から病床数は全体として減少に転じたが，その主因は診療報酬において在院日数短縮の誘導が行われたことにあると推測される[3]．

　その後の医療法の改正で，1997 年に地域医療支援病院の設置・共同利用の推進，2000 年には「必要病床」の「基準病床」への名称変更と「その他病床」の「一般病床」・「療養病床」への再編，2006 年には 4 疾病 5 事業の整備と連携体制の構築がそれぞれ計画の要件に加わった．しかし，効果のほどは疑問であり，例えば，連携を推進するため，県のホームページに連携先の回復期リハビリテーション病院名が公示されたが，その効果は検証されていない[4]．医療計画の目的は，住民に医療を効率的に提供することであると記載されていたが，県は地域医療計画を病床規制のための法令として捉え続け，県立病院の整備も医療計画とは関係なく進めた．

　一方，計画圏域である 2 次医療圏の設定にも問題があった．2 次医療圏は，住民の受診する医療機関の地理的な範囲を踏まえて設定し，その中で 2 次医療までの医療を整備することが建前であったが，特に大都市圏では住民の受診先は県内に留まらず，県外にも及び，また分布も錯綜していた．そこで県は，保健所所管管区や医師会のブロックなどを参照して，それぞれ独自な判断で 2 次医療圏を設定した．そのため，例えば群馬県も栃木県もともに人口は 200 万であったが，群馬県は 10，栃木県は 5 つの 2 次医療圏をそれぞれ設定した[5]．

1-2 地域医療構想

　医療計画の政策効果について十分評価されないまま，今後は「地域医療構想」を踏まえて計画を改定するという基本方針が2015年に決まった[6]．地域医療構想は，社会保障制度改革国民会議の報告書，および医療介護総合確保推進法に基づいており，団塊の世代全員が後期高齢者になる2025年を見据えて，地域の医療を病院完結型から地域完結型に再構築することが目的である．この目的を達成するため，急性期の病床に人的・物的資源を集中させて入院期間を短縮し，他の病床の機能も明確にしたうえで，退院患者の受け皿となるような地域包括ケアシステムの構築も明記されている．

　具体的には，病床機能を，1日当たり入院医療費の「境界点」に基づいて，入院基本料を除いて3,000点以上を「高度急性期」，3,000〜600点を「急性期」，600〜175点を「回復期」，175点未満を「慢性期」の機能に分けた．そのうえで当該県における2025年の人口と年齢構成によってそれぞれの受療率を補正し，各構想区域における病床機能ごとの「必要病床数」を規定した．一方，病院に対しては，病棟ごとにそれぞれ「高度急性期」「急性期」「回復期」「慢性期」のいずれかを選んで届け出るように指示し，選ぶ基準として，例えば「回復期」の機能として「急性期を経過した患者への在宅復帰に向けた医療やリハを提供する」を提示した．

　医療費の境界点に従って，国が病床の機能を規定したプロセスと，病院が病棟単位に届け出る際に提示された基準はそれぞれ異なっていたので，**図表VI-1** に示すとおり，両者は大きく乖離し続けている．病院が届け出た病床数は「必要病床数」と比べると，「急性期」と「慢性期」が多く，「回復期」が少なかった．そこで，地域医療構想の目的は，「急性期」と「慢性期」の病床を削減し，「回復期」を増やすことにあると認識されるようになった．ところが，「必要病床数」には以下の問題がある．

① 「境界点」は，全国における1日当たりの医療費の分布図などに基づいて有識者が決めており，確固たる根拠はない．
② 病床の名称と，病院が提供している医療とは必ずしも対応せず，そのうえ機能は点数で区切られているので，例えば終末期の患者も入院している病棟であっても「回復期」に分類される．
③ 病床種を4つに細かく分けたので，「一般」と「療養」の病床を合わせた「基準病

1 病床機能　　67

図表Ⅵ-1　病床区分別病床数：病院の届出と目指すべき姿との乖離

	病院の届出*	目指すべき姿**
高度急性期	16.2 万（13.9%）	13.0 万（11.3〜10.9%）
急性期	53.5 万（45.6%）	40.1 万（34.9〜33.7%）
回復期	13.9 万（11.8%）	37.5 万（32.6%〜31.5%）
慢性期	33.6 万（28.7%）	24.2〜28.5 万（21.1〜23.9%）※
合計	117.2 万（100.0%）	114.8〜119.1 万（100.0%）

＊病院の届出：2018 年 3 月の速報値
＊＊目指すべき姿：地域医療構想策定ガイドラインなどに基づいて，一定の仮定を置いて，地域ごとに推計した値の積み上げ
※慢性期の 2025 年値：県単位の最小レベル，または最高レベルの県が中央値まで下げる割合のいずれのパターンを採用するかによって 2 つの値
〔厚生労働省：医療計画の見直し等に関する検討会資料．平成 28 年度病床機能報告における
医療機能別病床数の報告状況（平成 28 年末速報）をもとに作成〕

床」と比べて，構想区域ごとの過不足が大きい．過不足を解消する一つの方法は構想区域の統合であり，例えば横浜市では「高度急性期」の病床が市の中心の南部医療圏に集中していたので，3 つの 2 次医療圏を 1 つの構想区域に統合した[7]．しかし，他県ではこうした対応を行っていない．

以上のほか，より本質的な課題は，第 1 に医療費は患者の特性よりも，むしろ病院における医師の配置や施設設備によって規定されることを看過している点である．例えば，誤嚥性肺炎を発症した虚弱高齢者が，「急性期」の病棟に入院すれば 1 日 600 点以上の医療が，「回復期」に入院すれば 600 点未満の医療が提供される可能性は高い．したがって，医療費の実績によって病床の機能を捉え，「必要病床数」への是正を目標にすべきではなく，住民が各専門医療分野に公平にアクセスできることを目標にすべきである．

第 2 に，病床数削減の主なターゲットを「慢性期」病床に置いている点である．その理由は，医療費の高い県は慢性期病床が多いので，慢性期病床を減らせば医療費も適正化される，という前提にある．ところが，両者は統計的な相関関係であって，因果関係ではない．むしろ慢性期病床の入院単価は低いので，医療費への影響は「高度急性期」，「急性期」と比べると格段に低い．そのうえ，仮に慢性期病床を介護施設に転換すれば介護費がかかり，また住居に転換すれば低所得者には生活保護費から居住費・食費を支給しなければいけないので，社会保障費の抑

制効果も乏しい.

　以上から明らかなように，地域医療構想には構造的な問題がある．しかし，それにもかかわらず，県によっては，国が示した「必要病床数」の水準に，何を置いても是正するべきであると判断し，病院に届出を改めるように求めている．改めない場合には，知事は法規程に従って，公的病院に対しては命令，私的病院には公的資金の交付・融資の停止などを行う権限を行使して，病床種の変更や病床の稼働停止を求める考えである．しかし，著者はこのような強権を発動するべきではないと考える.

　医療提供体制の効率化を目指すなら，「回復期」や「慢性期」の病床の削減ではなく，「高度急性期」や「急性期」の病床を持つ病院の医療機能を見直す必要がある．特に県庁所在地に集中している大病院の救急医療や専門医療の各分野を調整し，集約すれば症例が集まり，研修環境が整備されるので専攻医の東京などへの集中も緩和できよう．なお，県は 2018 年度より市町村とともに国保の運営に責任を持つようになったので，医療費の抑制に対応するだけではなく，保険者として県全域の加入者に対して医療を確保する責任が重くなった点にも留意する必要がある.

　第 3 に，提供体制を再構築するために国の用意した整備資金が，地域医療介護総合確保基金からの毎年約 900 億円に留まることにある．900 億円を一県当たりに単純に均等割りすると 20 億円に過ぎず，この中には介護の整備費および研修費や既存事業からの付け替えも含まれている．したがって，これまでと同様に，整備資金のほとんどを民間に頼らざるを得ないので，地域医療構想の目標も，それに合わせて再考する必要がある.

　以上を踏まえると，地域医療構想の目的は，国の提示した必要病床数の各水準に是正することではなく，病院の管理者が，構想会議でデータを共有し，それぞれ自院の将来ビジョンを実現するために，互いに調整することにある.

1-3　診療報酬の改定

　診療報酬は，サービスや材料の点数(価格)を決めるだけでなく，請求要件を細かく規定することによって回数(量)も制御している．その結果，日本の医療機関は，出来高払いを原則としているが，世界に類を見ない精緻な国の管理下に置かれている．したがって，改定の中長期的な方向性を見定めて病院の将来計画を作成し，また毎回の改定の詳細を速やかに分析して，診療の内容や請求の方法をそ

れぞれ見直す必要がある.

　以下，病院が病床機能を決めるうえで大きな影響を与えてきた診療報酬の規定について解説する.

（1）医療機関の機能分化

　諸外国のように病院は入院，診療所は外来という形で機能分化はされておらず，その理由は日本の病院のほとんどは診療所から発達したことにある．特に200床未満の中小病院は診療所と機能が重なり，それを踏まえて点数が設定されている．例えば特定疾患療養管理料は診療所，100床未満の病院，100床以上200床未満の病院を対象にそれぞれ設けられており，200床以上の病院は請求できない.

　こうした病院の規模によって報酬を変えることは，大病院とそれ以外の病院の間でも進められており，「大病院」に紹介状を持たずに受診した場合，患者は5千円以上の負担が課され，病院は低い初診料となる．「大病院」の範疇は，2016年度は500床以上であったが，2018年度改定では400床以上になり，今後さらに下がる可能性もある.

　これからの最大の課題は，拡大する在宅医療を，それぞれの規模の医療機関がどのように担うかである.

（2）看護ケアの向上

　II章で述べたように，戦後，占領軍による改革が行われるまでは，入院後も家族が療養上の世話を行い，また食事・寝具も用意していた．こうした状態を改め，入院ケアに対する病院の責任を確立するために，基準看護・基準給食・基準寝具が導入され，1951年よりそれぞれの基準を満たした場合には診療報酬で評価した．以来，IV章で解説したように，政策の目的は，より多い人員の配置に対して，より高い点数を設けて，看護ケアの向上を図ることにあると認識されてきた.

　こうした発想の延長線上に2006年度改定で7対1入院基本料（以下，7対1）が導入された．ところが，導入が−3.16％という大幅なマイナス改定の時であったので，病院は7対1の導入により減収を穴埋めしようとした．というのは，看護師の増員による人件費の増加よりも，7対1の採用による入院料の増加の方が大きかったからである．その結果，7対1の病院は予想を超えて急増した.

　そこで，2008年度に「重症度・看護必要度」という患者の要件が加わった．しかし，増加は止まらなかったので，2014年度に「重症度，医療・看護必要度」に改め

られ，2016年度には同基準がさらに強化された．それにもかかわらず，2017年4月における7対1の病床数の減少は7%に留まった[8]ので，2018年度改定において7対1は10対1を基本とした「急性期一般入院基本料」に統合・再編され，「重症度，医療・看護必要度」の7段階で最も高い場合に従来の7対1に相当する点数となった[9]．すなわち，評価する基準が看護師の配置人数と夜勤への対応から，患者のニーズに変わった．

（3）在院日数の短縮

病院が患者を早期退院させるよう，診療報酬においてさまざまな対応が行われてきた．入院基本料は看護師の配置が多いほど高く，在院日数についても，平均がそれぞれの規定以下にあることが請求要件となっている．しかし，規定よりも平均在院日数が短くても加算はないので，その効果は限られている．

これに対して，DPC／PDPSの1日入院単価は，入院期間Ⅰ，Ⅱ，Ⅲの順に低くなるので，各病院に対して入院期間を短くするインセンティブを与えている．そのため病院は単価の高い入院期間Ⅱ以内に患者を退院させようとし，こうした病院の実績に基づいて入院期間はそれぞれ短縮するので，改定のたびに各入院期間は短くなる可能性がある．さらに機能評価係数Ⅱの効率性指数は，当該病院のDPC構成を調整した後の入院期間の短さを評価するので，DPC病院の実績を反映して，同指数の基準値も同様に順に短くなる可能性がある．

（4）慢性期入院医療への対応

慢性期入院医療は，1973年の老人医療費無料化以後，大きな政策課題であった．無料化当時の診療報酬は高齢者の長期療養に対応しておらず，例えば病院が看護職員を多く配置したくても，在院日数が長く，看護婦の割合も低かったので，高い入院基本料の要件を満たせなかった．その結果，患者の雇う付添婦がケアを担うようになり，病院は「薬漬け，検査漬け医療」を提供することで収益を確保した．

こうした状態を改めるために，1983年度より診療報酬の改定が繰り返され，1990年度には「入院医療管理料」が導入され，一定の看護・介護職員を配置すれば，薬と検査を包括化した比較的高い点数が設定された．1患者当たり4.3 m^{2}の面積基準は当初据え置かれたが，1993年度には6.4 m^{2}以上で，廊下幅の確保，食堂等の設置の要件を満たせば療養型病床群としての加算が設けられた[10]．

1 病床機能 71

入院医療管理料によって「薬漬け，検査漬け医療」は確かになくなったが，患者の要件は設けられなかったので，気管切開のケアなどの手間のかかる患者は入院しにくく，逆に自立度の高い患者は入院しやすい，という新たな問題が発生した．こうした課題を解決するため，2003年度に中医協の調査専門組織・慢性期入院医療の包括評価調査分科会（分科会長：著者）は，医療ニーズと介護ニーズを，それぞれ医療区分とADL区分によって3段階で評価する計9つの患者分類を考案した．

同分類の点数は，**図表Ⅵ-2**に示すコスト調査の結果を踏まえて設定されるはずであった．ところが，2006年度の－3.16％という大幅なマイナス改定時に導入されたので，同改定に対応するため，**図表Ⅵ-3**に示すとおり，医療ニーズの低い分類に対して，コスト割れの点数を設定した．それによって療養病床の削減も期待したが，減少しなかった．その理由は，**図表Ⅵ-4**に示すとおり，病院が採算割れの点数となった医療区分1の患者の割合が，全体の1/2から1年後には1/3に急減したことにある．

医療区分1の減少は，病院が患者を入れ替えたことによって実現したとは考えにくい．というのは，慢性期の入院期間は長いので入れ替えは難しいからである．むしろ患者の状態をより詳細に把握することによって，より高い医療区分に分類したことによると考えられる[11]．例えば，今まで見逃していた尿路感染の患者を把握するようになれば，医療区分2の患者が増えることになる．また，酸素療法の対象を拡大すれば医療区分3が増えることになる（その後の改定で酸素療法の要件は厳しくなった）．

一方，厚労省保険局による慢性期包括評価の導入とは無関係に，厚労省老健局は2005年12月に，介護療養型医療施設を2011年度末までに廃止すると発表した．それを受けて病院は介護保険の病床を医療保険に移管する動きもあったので，医療保険の療養病床は減らず，むしろ増えた．なお，介護保険の療養病床の廃止は2回延期され，2018年度の介護報酬の改定で，介護医療院が受け皿として用意されたので実現の道筋ができた．

（5）包括評価におけるアップコーディング

出来高払いは行為ごとに請求するが，包括評価は患者の分類されたグループによって報酬が決まる．したがって，コーディングが適正に行われることが不可欠である．ところが，審査体制は出来高払いに合わせて構築されているので，対応

図表Ⅵ-2　患者分類別の患者 1 人 1 日当たりのコスト(円)(2004 年度調査, 2006 年 6 月公表)

	医療区分 1	医療区分 2	医療区分 3	全体
ADL 区分 3	17,769	19,568	24,608	19,734
ADL 区分 2	16,919	19,134	22,985	18,009
ADL 区分 1	15,194(認)	17,268(認)	18,675	15,317
	14,447	16,220		
全体	16,152	17,176	23,522	17,760

(認):認知機能障害加算の対象者
リハ職を除き,ケア職員のケアに関わっていない時間を関わっている時間と同じ割合で按分

図表Ⅵ-3　療養病棟入院基本料:中医協が 2006 年度に決めた点数

	医療区分 1	医療区分 2	医療区分 3
ADL 区分 3	885 点	1,344 点	1,740 点
ADL 区分 2	764 点		
ADL 区分 1		1,220 点*	

＊認知機能障害加算:5 点,医療区分 2・ADL 区分 1 のみが対象
収益には療養環境加算,リハ等の出来高部分,食費分の合計約 4,440 円が加わる

図表Ⅵ-4　医療区分の構成比:導入前後の比較

	調査日の全患者		過去 14 日間の新入院患者	
	2005 年 調査 n=2,653	2006 年 調査 n=2,612	2005 年 調査 n=193	2006 年 調査 n=199
医療区分 1	49.5%	32.5%	35.8%	28.6%
医療区分 2	38.7%	49.0%	48.7%	50.3%
医療区分 3	11.8%	18.5%	15.5%	21.1%

導入前の 2005 年と,導入後の 2006 年で同じ病院で調査
(厚生労働省:慢性期包括評価分科会資料)

は不十分であり,例えば DPC における分類の適切性を,EF ファイルの医療行為と投薬などの内容に基づいて審査していない.その一つの理由は,包括評価における「過少」の評価は,出来高払いにおける「過剰」の評価よりも格段に難しいことにある.なぜなら,特に処置せず,安静にして経過をみるのが最善の対応である可能性もあるからである.したがって,アップコーディングに対応するには,当該病院の過去の DPC 構成比や,他の病院の構成比と比較しなければいけない

1　病床機能　　73

が，こうした視点からの審査は行われていない．

一方，慢性期包括評価においては，当初からアップコーディングが予測されたので，著者は導入する際，質の評価も併せて行う必要性を強調した．例えば，当該病院において尿路感染が多ければ，医療区分2の患者も多くなって増収になるが，質が問われることになる．すなわち，増収と質の向上という互いに拮抗するインセンティブが病院に働くことによって，コーディングが適正に行われることを期待できる．しかし，著者の提案は採り上げられなかった．

（6）その他の包括評価の導入

回復期リハビリテーション病棟は2000年度に導入され，その目的は患者の機能を早期に回復させて療養型病床群の対象患者を減らし，急性期病院の在院日数を短縮させることにあった．発症から2カ月以内，入院期間は60〜150日（後180日）に限定され，傷病の構成は脳卒中5割，骨折等4割，廃用症候群1割であった．包括を基本とするが，リハ時間は出来高払いで，最長1日3時間まで可能であった．その後，重症度や在宅復帰率などの加算が設けられたが，入院患者を全体として減らすという目的は変わっていない．

亜急性期病床は2004年度に導入され，想定された対象は急性期治療を経過した患者と在宅において急性増悪した患者であった．入院後90日まで当初1日2,050点という比較的高い点数で，回復期リハビリテーション病棟と同様に在宅復帰率やリハビリテーション機能の充足を要件とした．四病院団体協議会が提唱した「地域一般病棟」に対応し，DPCの急性期病棟と療養病棟の中間に位置づけられた．しかし，報酬が包括されていたので，コストの予測が難しい地域から直接入院する患者はほとんどなかった．

亜急性期病床は2014年度に地域包括ケア病床に発展的に移管され，入院期間は60日に短縮され，7対1病棟からの転換が誘導された．それもあって地域包括ケア病床は，中小病院だけでなく，大病院においても整備されるようになった．今後の最大の課題は，地域から直接入院する患者がどこまで増えるかである．2018年度の改定では，地域包括ケア病床に直接入院する割合が10%以上であれば高い点数がつき，病院による対応が注目される．

2 | 医療連携

2-1 自院・法人の分析

　連携関係は，双方が信頼し，かつ競争関係ではなく，補完関係にある場合に限って構築できる．したがって，自院で現在および将来において提供するサービスをまず見定め，その結果，自院で対応しないと決めた分野が連携の対象となる．ただし，自院で対応しないと決めた分野であっても，同じ法人内の医療機関・介護事業所で対応できるかどうかを検討し，それが難しい場合に初めて法人外の機関が対象になる．

　自院・法人が現在提供しているサービスを分析するうえで SWOT 分析は有用である．SWOT 分析とは，それぞれの分野における Strength（強み）と Weakness（弱み），および Opportunity（機会）と Threat（脅威）を把握することであり，それによって何を継続・拡大し，何を縮小・廃止するかを決める．例えば診療科については，まず標榜科目から始めると抵抗も少ない．なぜなら，標榜科目は一般にあまり検討しないで追加されてきたので，実態のない診療科目も多いからである．そのうえで V 章の診療科別管理会計の結果も踏まえて，統廃合を検討する．

　次に，手術については，件数の動向，および利用する施設・設備と耐用年数をそれぞれ分析する．その際，今後の医師の確保は難しくなるので，厳しく見極める必要がある．なぜなら，これまで医師は勤務する病院の医療環境に合わせて弾力的に対応してきたが，新しい専門医制度の下では，一定の件数を執刀することが更新要件となっている場合もあるので，こうした要件を満たすことが難しいと判断すれば，病院を辞める可能性もあるからである．

　そして，病床については，急性期では DPC の入院期間が今後ますます短くなるので，病院として新入院患者を増やす見込みがなければ，病床数を減らすか，あるいは回復期や慢性期の病床に転換する必要がある．病床機能を転換する際は，医師や看護師が新しい技能を修得できる学習プログラムを用意し，また急性期から移ることで士気が低下しないように配慮する．

　一方，急性期以外の病床については，その対象を医療依存度の高い患者に限定する措置が今後ますます強まるので，患者の確保は難しくなる．したがって，病院として人件費の高い医師や看護師の配置を続けるよりも，介護施設や住居に転換することも選択肢になる．もし「病院」としての機能を維持したいのであれば，

他からの転院によってではなく，在宅や介護施設から直接入院する患者が確保される体制を構築する必要がある．

　病院にとって，患者が自宅，特別養護老人ホーム，グループ・ホーム，有料老人ホーム，サービス付き高齢者向け住宅（サ高住）のいずれから入院し，また退院しても，対応は基本的に同じである．すなわち，次節で解説する連携方法を用いて，施設・診療所・訪問看護ステーションなどとの連携関係を強化して患者を確保することである．なお，介護老人保健施設は，2018年度の介護報酬の改定で，通過施設としての性格を強めたので，病院の病棟に準じた運営が求められよう．

　介護事業所と連携する際は，視点や用語の違いのほか，医療は分刻みで変わる患者の状態に即応しているのに対して，介護はケアプランで曜日ごとのサービスを月単位で決め，それに従って定型的なサービスを提供していることに十分留意する．すなわち，介護は医療と時間感覚が異なるので，病院として利用者の変化の兆候に注意し，対応できる体制を構築することが安心安全につながる[12]．

　最後に，診療圏の把握が重要である．まず競合する医療機関については，自院が急性期であればDPCごとの患者数・病床利用率等，DPC以外であれば入退院患者数・入退院経路・終末期ケアへの対応をそれぞれ把握し，差別化を図る．一方，急性期病院からの患者の紹介に依存する場合は，競合する回復期リハビリテーション病棟や地域包括ケア病棟の立地と患者の特性を把握し，差別化を図る．また，急性期病院が病床利用率の低下を受けて，これらの病棟に転換し，患者を紹介しなくなる可能性についても留意する必要がある．

　人口の動向については，県全体と異なる可能性があるので，高齢者を5歳階級ごとに細かく把握する必要がある．なぜなら，年齢階級によって大きく異なり，さらに医療と介護も異なるからである．両者とも1人当たりに利用する費用は年齢階級が上がるに従って増えるが，増え方は介護の方が著しい．**図表Ⅵ-5**に示すとおり，例えば85〜89歳は65〜69歳と比べて，1人当たりの医療費は2.3倍に留まるが，介護費は22.8倍にも達する[13~15]．したがって，診療圏における高齢人口が全体として減少に転じても，介護需要は当分増え続ける[16]．

2-2　医療連携の推進方法

　自院・法人で提供するサービスを決めたうえで次に行うのは，連携先の機能とその動向を分析したうえで，それぞれと連携する方法を選択することである．連携には開放的連携と閉鎖的連携の2つの方法があり，開放的連携とは，どこから

図表Ⅵ-5　1人当たりの医療費と介護費：加齢による増加の比較

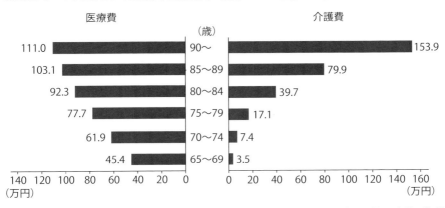

（医療費は文献 12，人口は文献 13，介護費は文献 14 を基に作成）

の紹介も受け，紹介元に返す方法であり，行政・医師会が推奨している．これに対して，閉鎖的連携は特定の医療機関との間で紹介・逆紹介を行うことであり，患者は究極的にはその中だけで行き来することになる．それによって患者を安定的に確保できるが，その場合も死亡・転居によって患者は減るので，開放的連携から新規の患者を確保する必要がある．

2つの連携方法のうち，急性期大病院は新規の患者を絶えず確保する必要があるので，開放的連携が中心である．これに対して，同じ急性期でも，中小病院の場合は「在宅，時々入院」の患者の保持が中心になるので，連携先とともにこうした患者のプールを構築・維持することが課題となる．具体的には，外来や在宅で悪化した場合には早期に入院し，改善すれば早期に退院する体制を整備し，ケアの連続性を保つことである．このように対応すれば，患者を「囲い込むこと」になるが，ニーズが複雑な場合は，「連携」では対応できず，ケアを「統合」する必要がある[17]．

連携の実態を把握するには，まず当該病院に初めて患者を紹介してきた医療機関と，これまでも患者を紹介してきた医療機関に分けて，それぞれを ABC 分析し，紹介された患者の特性を把握する．規模の大きな病院については，診療科によって大きく異なる可能性があるので，全体としてではなく，科別に行った方が

効果的である[18]．患者を初めて紹介してきた医療機関に対しては，閉鎖的連携に移行する可能性を検討する．一方，閉鎖的連携関係にある医療機関に対しては，可能であれば自院以外に紹介した患者についてはその理由を定期的に照会し，対応の改善を図る．他方，自院から紹介する場合は，患者のニーズに対応することが第一であるが，閉鎖的な連携関係にある医療機関を可能な限り優先する．

次に，連携を強化するために行ってきた自院・法人の活動を評価する．開放的連携においては，ホームページのアクセス件数，講演やイベント参加後の紹介患者の動向を確認する．初診患者に対して，当該病院を選んだ理由を窓口で渡すアンケートで聞くのも一つの方法である．閉鎖的連携においては，連携先との関係を強化するために実施してきた電子カルテの共有，症例検討会・勉強会・懇親会開催などの効果を分析する．いずれの場合も，自院で提供する医療内容を常に見直す必要があり，例えば地域の中核病院が大腿骨近位部骨折の地域連携パスに認知症患者に対する症状コントロールを加えたところ，連携する病院も患者も増えたという報告がある[19]．

最後に，連携関係をさらに強化するため，連携先の医療機能と重複する分野があれば，たとえそれが自院にとって収益性の高い透析などであっても廃止を検討し，その代わり例えば，自院の強みであるリハの機能を集約化するという選択肢も想定できる．このような形で連携関係が発展すれば，地域医療連携推進法人を創設しなくても，その目的をほぼ達成することができよう．

まとめ

国は，地域医療計画の策定と診療報酬の誘導によって，医療提供体制の効率化を図ってきた．医療計画はストックの整備が課題であるので，フローを決める診療報酬よりも本来ならば影響は大きいはずだが，国には財源がなかったので，診療報酬で各医療機関の投資とサービス内容の変更を誘導することによって政策目的を達成しようとしてきた．こうした基本構造は，地域医療構想が登場した以後も変わっていない．

したがって，各構想区域において，国が提示した必要病床数の目標を達成するために，県は病床数の削減や病床種の変更を命じるよりも，将来ビジョンの共有に力点を置くべきである．具体的には各構想区域の調整会議で提示される地域の人口動向や医療提供の現状に関する情報を，各病院がマーケティング情報として活用し，それぞれの病院の将来計画に反映することを目標にすべきである．

今後，診療報酬の誘導によって，急性期病床の在院日数は短くなり，慢性期病床は医療依存度の高い患者に限定されるようになるので，たとえ高齢化によって医療ニーズが拡大し，また病院で死亡する割合が減少しなくても，在院患者は減り続ける可能性が高い．それゆえ開放的連携によって新規患者を確保し，閉鎖的連携によって既存の患者を保持することがますます重要になろう．

文献

1) WHO：Role of hospitals in the programmes of community protection. Technical Report Series 122, WHO, 1957
2) 倉田正一，林喜男：地域医療計画．篠原出版，1977
3) 池上直己：医療計画の検証と今後の医療提供体制．病院 58：626-634，1999
4) 吉田愛，池上直己，小松寛治，他：4疾病・5事業の取り組みに関する全日病の調査報告．病院 70：845-848，2011
5) 池上直己：日本の医療と介護―歴史と構造，そして改革の方向性．日本経済新聞出版社，2017
6) 池上直己：地域医療構想の現状と課題．社会保険旬報 2620：12-17，2015
7) 横浜市：地域医療構想について．健康福祉・医療委員会資料（平成28年5月31日医療局資料）
   http://www.city.yokohama.lg.jp/shikai/pdf/siryo/j5-20160531-by-21.pdf（2017年12月31日確認）
8) 厚生労働省：入院医療に関する調査・評価分科会（診調組入院－1），2017年6月21日
   http://www.mhlw.go.jp/file/05-Shingikai-12404000-Hokenkyoku-Iryouka/0000168356.pdf（2017年12月31日確認）
9) 厚生労働省：個別改定項目についての参考資料，中医協参考資料，平成30年2月7日
   http://www.mhlw.go.jp/file/05-Shingikai-12404000-Hokenkyoku-Iryouka/0000193709.pdf2018）（2018年3月1日確認）
10) 厚生労働省：老人医療に関する療養の基準及び診療報酬について．厚生労働省 2007
    http://www.mhlw.go.jp/shingi/2007/06/dl/s0618-7c.pdf（2017年12月31日確認）
11) Ikegami N：Games policy makers and providers play：Introducing case-mix based payment to hospital chronic care units in Japan. J Health Politics Policy and Law 34：361-380, 2009
12) 池上直己，石橋智昭，高野龍昭（編）：インターライ方式ガイドブック―ケアプラン作成・質の管理・看護での活用．医学書院，2017
13) 厚生労働省：平成26年度国民医療費の概況．
    http://www.mhlw.go.jp/toukei/saikin/hw/k-iryohi/14/dl/data.pdf（2018年1月31日確認）
14) 総務省統計局：人口推計（平成26年10月1日現在）
    http://www.stat.go.jp/data/jinsui/2014np/#a05k26-b（2018年1月31日確認）
15) 内閣府：介護費について（経済財政諮問会議への厚生労働省提出資料）
    http://www5.cao.go.jp/keizai-shimon/kaigi/special/reform/wg1/280323/shiryou4.pdf（2018年1月31日確認）
16) 池上直己：日本の医療と介護――歴史と構造，そして改革の方向性．pp129-147，日本経済新聞出版社，2017
17) Leutz WN（1999）：Five laws for integrating medical and social services：Lessons from the United States and the United Kingdom. Milbank Quarterly 77：77-110, 1999
18) 出河雅彦，山田ゆかり，池上直己：医療連携に関する研究―熊本県の場合．病院管理 40：29-37，2003
19) 川神加代子，藤島薫，重岡和江，他：当該地域での大腿骨近位部骨折地域連携パスの現状と改訂への課題．日本クリニカルパス学会誌 17：652，2015

VII 章

ケース・スタディ
——病床再編・医療連携・人事管理

ケースの着眼点

　本章では，これまでの分析を踏まえて，ケース・スタディを提示する．ケースは，都市部の民間中小病院が，医療環境の変化と診療報酬の改定に対応して，3つの病棟をそれぞれ急性期・回復期・慢性期の各機能に分化させた過程を解説している．対象となった高橋病院は，初代が1894年に函館市において診療所として開設し，2代目が1956年に病院に発展させた．ところが，1992年に3代目の現理事長が病院に着任した時には沈滞した老人病院に変容していた．

　そこで，現理事長がまず行ったのは，看護職員に対する心電図の講習会，次いで職員との経営情報の共有による意識改革であった．

　1996年には，病棟を特例許可老人病棟(137床)と一般病棟(70床)に分けた．また，在宅介護支援センターを開設して，それが介護事業展開の足がかりとなった．

　2000年には，病院全館をリニューアル・オープンし，1床当たり8m²以上にするとともに現在の179床にダウンサイジングした．

　2003年には，電子カルテを導入し，患者と職員のフローを効率化し，またITを専門とする新しいキャリアパスを形成した．

　2006年には，リハビリテーション施設として承認され，患者が急性期大病院から転院するようになった．患者を確保するうえで，競合するリハビリテーション病院もあったが，現理事長の専門が呼吸器・循環器内科であったことを

強みとして活かした．リハビリテーション事業への進出に伴って，多数の療法士が新規に採用されたので組織は活性化し，人件費比率を抑制するうえでも貢献した．

2011年には，双方向の患者・家族参加型生活システムが稼働し，その活用がテレビにも報道されて，職員の士気が向上した．

これからの課題は，外部環境においては，今まで患者を紹介してきた大病院が，自院で回復期や亜急性期の医療を提供する可能性もあるので，それに代わって診療所や介護事業所からの紹介患者を増やすことができるかである．一方，内部環境においては，リハビリテーション療法士の年齢が次第に高まっていく中で，いかに人件費を抑制できるか，また介護職員を確保できるかである．

本ケースから学ぶべき点は，他の分野と同様に，病院においても新しい分野に絶えず挑戦して，組織を改革・拡大しなければいけないことである．

なお，節の題を本書に合わせて改め，内容も一部整理した．また出典が明記されていない図表は，高橋病院から提供された資料に基づいて作成されている．

1 | 背景と沿革

社会医療法人高橋病院（以下，当法人）は，2013年に創業120年目を迎え，「地域住民に愛される信頼される病院」を理念とする北海道でも有数の歴史ある病院である．「生活を支える医療」「連携文化の育成」をキーワードに，地域全体でリハビリテーションを中心とした医療福祉ネットワーク事業を展開している（**図表Ⅶ-1**）．

当法人では，一般社団法人元町会[注1]と一体的に多くの事業を経営していることから，法人全体の戦略と，各事業体の個別最適化をうまく融合させるために，法人本部機能を担っている．

IT戦略を例に取ると，法人組織における「法人情報システム室」と，病院内の「情報システム室」およびその直下の「診療情報管理室」が連携することにより，IT

注1　役員（代表理事，理事，監事）が社会医療法人の役員と同一メンバーである．また，本院の「企画会議」や法人情報システム室，法人業務管理室等が関与してグループ全体を包括した運営を行っている．

図表Ⅶ-1　社会医療法人高橋病院の概要（2015 年）

理事長・院長	高橋 肇
住所	北海道函館市元町 32 番 18 号
理念・方針	・理念 　地域住民に愛される信頼される病院 ・方針 　一．生活を支えるリハビリテーション医療を提供します． 　一．チームワークのとれた魅力ある職場をつくります． 　一．思いやりとおもてなしの心をもったサービスを提供します． 　一．地域に根ざした連携文化を育みます． ・2015 年度のキーワード：『生活を支える医療』『連携文化の育成』 ・今年度の重点課題：『ICF の習得』
診療科目	内科，循環器内科，糖尿病・代謝内科，呼吸器内科，消化器内科，内視鏡内科，整形外科，リハビリテーション科，呼吸器リハビリテーション科
グループ職員数	467 名　※ 2015 年 12 月現在 内訳：本院 262 名，介護老人保健施設「ゆとりろ」109 名，他 96 名 【再掲】本院 262 名の職種別人数（2015 年 12 月 1 日現在） 　医師　　　　　10 名　　理学療法士　　28 名　　診療放射線技師　　3 名 　看護部長他　　 3 名　　作業療法士　　20 名　　臨床検査技師　　　3 名 　看護師　　　　60 名　　言語聴覚士　　11 名　　管理栄養士　　　　5 名 　准看護師　　　15 名　　歯科衛生士　　 3 名　　事務職など　　　 46 名 　薬剤師　　　　 4 名　　介護福祉士　　21 名
病床数	179 床　内訳：一般病棟 59 床（一般病床 40 床，地域包括ケア病床 19 床） 　　　　　　　　回復期リハビリテーション病棟 60 床 　　　　　　　　介護療養病棟 60 床
施設基準	一般病棟 10 対 1，地域包括ケア入院医療管理料 1，回復期リハビリテーション病棟入院料 1，脳血管疾患等リハビリテーション（Ⅰ），呼吸器リハビリテーション（Ⅰ）など

の浸透を図る組織体制になっている．

　後述する目標管理やメンタルヘルスへの対応など，経営者の戦略と現場をつなぐ潤滑油として「法人業務管理室」が機能するなど，法人組織が有機的な役割を果たしている．

　なお，法人の役員には，2015 年 6 月現在，病院（以下，当院）の副院長 2 名（うち 1 名常務理事），事務長（常務理事），看護部長，薬局長，法人情報システム室長，介護老人保健施設（以下，老健）施設長，同事務長が就いている（**図表Ⅶ-2，Ⅶ-3**）．

図表Ⅶ-2　法人組織図（2015年現在）

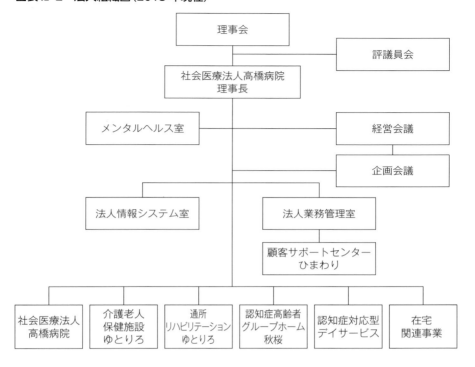

1-1 これまでの経緯

（1）法人の沿革

　1894年に高橋米治氏が医院を開業し，1930年に高橋皓氏が継承した．1956年に医療法人を設立し，皓氏が初代理事長となる．その後，1966年に高橋信氏が2代目理事長に就任するが，信氏は非医師（1964年に経理部長に就任）であった．理事長を2代目に継承する1年前の1965年に，北海道初の特定医療法人の承認を受けた．

　介護にも早期から取り組み，当院の病床再編と並行する形で，1996年に在宅介護支援センター，1998年7月に老健「ゆとりろ」を開設し，法人として介護事業への取り組みを活発化させている．

図表Ⅶ-3　病院組織図（2016年現在）

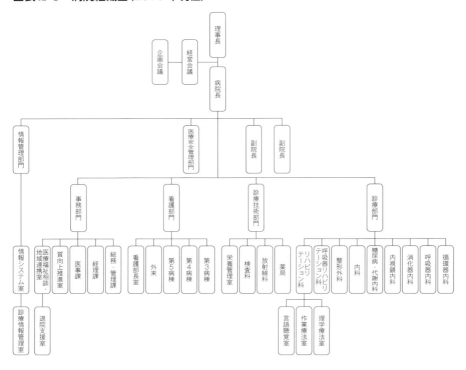

　その後も訪問看護ステーション，訪問介護ステーション，居宅介護支援事業所，認知症高齢者グループホーム，小規模多機能施設等を次々に開設し，かつそれら事業間の円滑な連携を行っている．

　2011年9月，社会医療法人の認定を受け（認定要件：へき地医療），公益性の高い医療経営を行っている．2012年には，一般社団法人元町会を設立し，グループホームなどの一部事業を移管した．その理由は，社会医療法人の認定要件のうち，公的な運営に関する要件の一つとして，社会保険診療に係る収入金額が全収入金額の80％を超えなければならないが，当法人が介護事業を複合展開してきたことによってこれを割り込む可能性が出てきたことにある（**図表Ⅶ-4**）．

(2) 病院の沿革

　当院は，**図表Ⅶ-5**のように戦略に沿って病棟を再編してきた．総病床数は

図表Ⅶ-4　法人の沿革

年月	沿革
1984 年	高橋米治医院を開業
1956 年	医療法人高橋病院を設立，高橋皓氏初代理事長就任
1965 年	特定医療法人承認
1966 年	高橋信氏　2 代目理事長就任
1996 年 4 月	在宅介護支援センター「元町」(函館市より委託)を開設
1998 年 7 月	老健「ゆとりろ」(100 床)を市内宝来町に開設 訪問看護ステーション「ほうらい」を老健内に開設
2000 年 4 月	訪問介護ステーション「元町」を開設
2001 年	高橋肇氏　3 代目理事長就任
2001 年 5 月	社会福祉法人函館元町会設立，ケアハウス「菜の花」(30 床)開設
2001 年 8 月	介護用品レンタル「元町」を開設居
2003 年 4 月	宅介護支援事業所「ほうらい」
2003 年 9 月	認知症高齢者グループホーム「秋桜」オープン
2005 年 6 月	小規模多機能施設「なでしこ」オープン
2006 年 4 月	老健「ゆとりろ」150 床に増床
2009 年 4 月	認知症対応型デイサービスセンター「谷地頭」オープン
2011 年 4 月	訪問リハビリステーション「ひより坂」オープン
2011 年 9 月	社会医療法人認定
2012 年 11 月	一般社団法人元町会設立(代表理事 高橋肇氏)

1998 年まで 207 床であったが，1998 年に外総診[注2] を算定するために 8 床，2000 年 4 月に 199 床から 179 床に 20 床それぞれ削減した．後者により 1 病棟 60 床以下とするための病棟リニューアルに当たり医療施設近代化施設整備事業費補助金 1 億円を活用するには，条件として 1 割の病床削減を求められていたことによる．なお，病床再編に限らず，IT 導入などの際にも補助金等を活用することにより，投資額を圧縮した．

　1996 年に院長，2001 年に理事長に就任した高橋肇氏(以下，理事長就任までを

注2　老人慢性疾患外来総合診療料．診療所，200 床未満の中小病院のプライマリ・ケア機能を評価したもの．1996 年 4 月に創設され，2004 年 4 月に廃止となった．

1　背景と沿革　　85

図表Ⅶ-5　病院の沿革

年月	総病床数	沿革
1970 年	207	207 床の許可病床となる
1996 年 2 月	↓	特別許可老人病棟(137 床)承認
1996 年 3 月	↓	一般病棟(70 床)新看護 3：1(B)を実施
1998 年 4 月	199	一般病棟 70 床を 62 床に削減
1999 年 9 月	↓	指定居宅介護支援事業所「元町」を開設
2000 年 4 月	179	病院全館リニューアルオープン(1 床あたり 8 m² 以上に)
2000 年 10 月	↓	(財)日本医療機能評価機構認定
2000 年 11 月	↓	療養型病床群　介護病棟(120 床)承認
2002 年 7 月	↓	理学療法(Ⅱ)・言語聴覚療法(Ⅱ)特殊疾患入院医療管理料承認
2003 年 1 月	↓	特殊疾患療養病棟承認
2003 年 7 月	↓	電子カルテ本稼動
2006 年 1 月	↓	総合リハビリテーション A 施設基準，理学療法(Ⅰ)，言語聴覚療法(Ⅰ)，作業療法(Ⅰ)承認
2006 年 2 月	↓	一般病棟入院基本料(一般病院)Ⅱ群・3(59 床)施設基準承認
2006 年 4 月	↓	脳血管疾患等リハビリテーション(Ⅰ)，運動器リハビリテーション(Ⅰ)，呼吸器リハビリテーション(Ⅰ)承認
2006 年 11 月	↓	回復期リハビリテーション病棟入院料承認
	↓	(財)日本医療機能評価機構認定(ver5.0)
2007 年 6 月	↓	心大血管疾患リハビリテーション(Ⅰ)承認
2008 年 4 月	↓	一般病棟入院基本料 15：1(59 床)施設基準承認
2008 年 10 月	↓	回復期リハビリテーション(Ⅰ)承認
2009 年 7 月	↓	一般病棟入院基本料 13：1(59 床)施設基準承認
2009 年 9 月	↓	一般病棟入院基本料 13：1(49 床)施設基準承認
	↓	亜急性入院医療管理料 1(10 床)施設基準承認
2010 年 8 月	↓	亜急性入院医療管理料 1(15 床)施設基準承認
2011 年 5 月	↓	一般病棟入院基本料 10：1(44 床)施設基準承認
2012 年 2 月	↓	(財)日本医療機能評価機構認定(ver6.0)

「現理事長」，理事長就任後は「理事長」と表記)は，「地域住民に愛される信頼される病院」を理念として，リハビリテーション医療を病院の強みに据え，さまざまな取り組みを行っている．また，理事長は地域のニーズに応えることと，医療の

図表Ⅶ-6　法人の財務状況

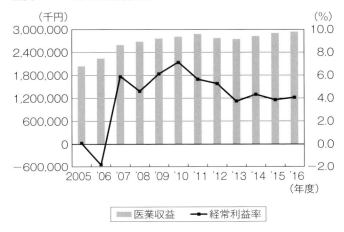

質向上への取り組みなど意欲的な目標を掲げて，かつそれを実践してきている．例えば，2001年には病院機能評価の認定を函館で初めて受けた．2003年に医療介護混合型の電子カルテを全国で初めて導入した．さらに，2004年には各ベッドに電子カルテと連動したベッドサイドシステム[注3]（全国初）を稼働させた（**図表Ⅶ-5**）．

　病院の病床再編においては，地域のニーズ・競合医療機関の状況などを踏まえて，リハビリテーションに力を入れ，2006年に道南初の回復期リハビリテーション病棟を開設した．さらに，一般病棟については，2006年の15対1から，2014年8月には10対1まで人員配置基準を上げてきている．

(3) 財務の状況
■ 法人（図表Ⅶ-6）

　従来から，病院の収益力を向上させるとともに介護事業への展開も積極的に行ってきたため，2011年度頃まで増収傾向であったが，理事長の方針により拡張

注3　患者への情報提供システム．一般病棟と回復期リハの119床に，タッチパネル式薄型テレビモニターが1台備え付けられている．電子カルテと連動しており，患者が一部の情報を閲覧可能．病院の施設や職員について案内する「インフォメーション系」，患者自身の状態把握が可能な「診療支援系」，インターネット閲覧などの「エンターテイメント系」から構成される．

図表Ⅶ-7　病院の財務の状況

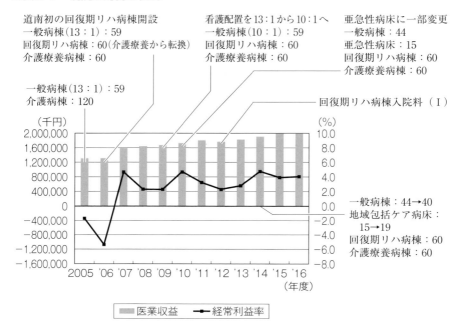

路線はいったん見合わせており，2011年度以降，収益は約28〜29億円前後で横ばいとなっている．経常利益率が2006年度に赤字となっているのは当院の減収が影響した．以降は安定的に推移しており，2014年度の経常利益率は4.3％であった．2014年6月より本院回復期リハビリテーション病棟の体制強化加算取得による単価増，また，同年に亜急性期病床を地域包括ケア病床（15床）に変更したことによる一般病棟の単価増（その後19床へ増床）による増収が法人の収益改善に寄与した．

■ 高橋病院（図表Ⅶ-7）

2006年度に回復期リハビリテーション病棟を算定したが，リハビリテーション室整備など大規模な改修工事に加え，届出上の要件を満たすため介護療養病棟からいったん医療療養病棟にする必要があった．

その2カ月間の減収が影響し2006年度には経常利益率がマイナスであった．以降は，本院のリハビリテーション収入が2007年度の約1億8千万円から2011

図表Ⅶ-8　老健「ゆとりろ」の財務の状況

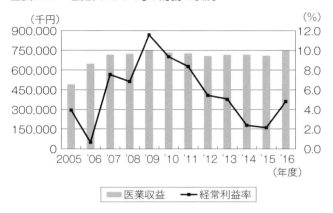

年度には約2倍の約3億6千万円へと倍増しており，収益・利益率ともに安定して推移している．2014年度の経常利益率は4.8％であった．2011～2012年度にかけて収益がやや低下しているが，理由としてリハビリテーション療法士9名の退職による減収（約5千万円）の影響が大きかった．2014年8月に亜急性期病床15床を地域包括ケア病床へ変更したことによる単価増，同年10月に同病床を19床へ増床したことなどで増収した．リハビリテーション療法士の増員により回復期リハビリテーション病棟において2014年6月に体制強化加算，8月に充実加算を算定できるようになったことで増収となり，利益率も4％前後を推移している．

■ **老健「ゆとりろ」（図表Ⅶ-8）**

2006年4月に50床増床し150床となったことで，収益は2006年度の約4億8千万円から，2007年には約6億4千万円に増加し，収益規模は約1.3倍となった．増床による施設整備，備品購入などによる支出と，増床分の稼働率が上昇するまでに一定期間要したことから，2006年度は減益となった．2009年度以降は，収益は頭打ちとなっている一方，人件費が増え続けているため，経常利益率は2009年度の11.9％から2014年度の2.4％まで低下していたが，2015年から2016年にかけて，主にベッド稼働率の上昇並びに短期集中リハビリテーション実施加算の充実，通所リハビリテーションにおける新規顧客獲得や新規加算取得により増収増益となっている．

(4) 当院の周辺環境

函館市は，観光地として名高いため地価が高騰する一方，若い世代の住民が流出し，高齢者比率が非常に高い地域である．函館市の総人口は，1980年からすでに減少をはじめており，2005年の29.4万人から，15年後の2020年には19.4万人と約10万人（34％）も減少すると推計されている．高齢化率は2015年3月末の時点，すでに31.5％であるが，2030年には37％まで上昇する．

当院が位置する西部地区においては，2015年9月末の時点で高齢化率40.2％に達している．当地区は，函館山の麓から中腹にかけて古くからの住宅やマンションが立ち並んでおり，中腹付近の住民は麓まで買い物に下りなければならず，交通の便も悪いため，住民同士が互いに協力し合って生活を補い合っている地域といわれている．

そのほかの函館市の地域特性としては，生活保護受給者が中核都市ではワースト1となっており，2013年12月時点の受給者数は12,994人（20.9人に1人）であり，世帯数にすると9,536世帯（15.0世帯に1世帯）である．出生率が低く，離婚率が高い．市立函館病院の移転もあり，当地域での医療ニーズを満たすうえで当院の存在がますます大きくなると考えられていた．

医療提供体制については，函館市が含まれる道南医療圏は人口10万人当たり一般病床が1,423.3床（2011年時点）あり，全国屈指の激戦区である．なかでも道南地区は300床以上の急性期5病院が競合しており，中小病院が急性期病院として生きていくことは困難な環境である．一方の介護事業所も飽和状態となっている．土地柄として観光業が不況になると，介護事業に進出する傾向がある．

1-2 "老人病院"体質からの脱却

(1) 現理事長の法人における経歴

現理事長の当法人における経歴は**図表Ⅶ-9**のとおりである．循環器内科医長であった1994年，当院は創立100周年を迎えた．現理事長は100周年記念誌において，1989年の「高齢者保健福祉推進10ヶ年戦略（ゴールドプラン）」に着目し，国の方針が「医療より福祉へ，施設より在宅へ」という方向性に進んでいくと強調している．

現理事長が，当院に勤務を開始してから現在に至るまでに心がけていることは，職員と常にオープンに接し，密なコミュニケーションを取る姿勢である．勤務を開始してから5年ほどは，ポケットベルの電波が届く大沼地区（当院からお

図表Ⅶ-9　高橋肇氏の経歴

年	経歴
1992 年	当院にて勤務開始
1995 年	副院長就任
1996 年	院長就任
2001 年	3 代目理事長就任

およそ 30 km）の範囲から出なかったという．病院や地域の状況を肌で感じることを重視していた．

　2015 年現在でも，1 日当たり 6～7 名の職員と面談や情報交換を行っている[注4]．理事長就任後は，徐々に対外的な広報活動，IT 関連企業との連携や学会への参画，病院団体の活動などが増えていき，現在では 1 カ月のうち 15 日ほど病院を不在にすることがある．しかしながら，理事長が常々幹部のみならず職員とのコミュニケーションを図っていることや，理事長の院外での活動が採用や増患に結びつくことも多く，また，外部での活動で入った情報などを逐一フィードバックしているため，職員との一体感は保たれている．

（2）"老人病院"体質からの脱却
■ 1992 年当時の当院の状況

　1992 年頃の病床は 207 床（うち特例許可老人病床が 137 床）あり，病室は 4.3 m² で 6～8 人部屋が基本であった．当時，3 つの病棟とも一般病棟であったものの実際には長期入院患者が多く，病院幹部は当時を「老人病院のようであった」と振り返る．投薬が多かったことに比較して，出来高の検査・画像診断などがあまり行われなかったため，赤字体質であった．当時，市立函館病院での勤務を経て入職したある看護師は，病棟の様子を「モニターや心電図はただつけているだけ，（看護師の）疾患の理解も十分ではなかった」と語る．職員のモチベーションも高いとはいえなかった．

　現理事長はまず，看護職員の意識を変えるべく看護部への働きかけを行った．

注4　理事長が行う日々の面談は，通常の人事考課のラインとは異なり，上長の評価等に介入するものではない．業務上の打ち合わせや後述するメンタルヘルスに関する申告制度によるもの，個人的な相談が含まれる．

現理事長が院長に就任した1996年当時の医師や事務職の課長クラスは，現理事長の父親世代の年齢であった．前理事長をはじめとした経営幹部は，これまでの当院の基盤を作り上げてきてはいたものの，医療費は右肩上がり，診療報酬もプラス改定という状況に長年慣れてしまっていた．理事会等の会議も開催されてはいたが，課題の解決は常に先送りとなり，現状維持が大勢を占めていた．

■ 現理事長が行った改革

1992年に勤務を開始した現理事長は，このような"老人病院"体質の状態を改善するべく，3階一般病棟では医療の強化，4・5階は慢性期医療を担う病棟として介護の対応を重視していった．

1996年に一般病棟に医療ニーズの高い患者を集約し，2病棟を特例許可老人病棟に転換することで赤字を解消した．次に，3階病棟の看護師には，現理事長が心電図の見方を講義するなどして医療ニーズへの対応能力を向上させ，さらには現理事長の専門である循環器領域における当時の最先端の技術などを教育していった．これ以外にも，現理事長と同時期に入職した神経内科医が神経難病の院内学習会，患者向け糖尿病セミナーを開催するなど，看護職員には，学ぶことが増えた時期であった．4・5階病棟では，看護・介護職員を他院に研修に出し，介護ケアについて学習させていった．

現理事長は"老人病院"からの脱却を図るとともに，より高いレベルの医療福祉サービスを提供できるよう，職員の意識改革を行っていった．診療報酬の右肩上がりがこれから望めなくなると考え，共通の目的をもって職員全員が一丸とならなければ，厳しい経営環境で生き残ることはできないと危機感を持っていた．法人の理念・方向性，自身の考え方などをさまざまな機会を利用し，職員に伝えるようにしていった．

例えば，1995年に副院長に就任した頃から，現理事長は，病院の方針や経営状況などを包み隠さず職員に伝えていった．毎年4月に行われる「講話」の機会や毎月行われる朝礼などでは，パソコンを利用したプレゼンテーションソフトを市内でいち早く活用し，職員に対して法人の経営状況の"見える化"を図ると同時に，当時の赤字経営の状況なども開示した．後述する1992～1996年頃にかけての病棟再編などによる職場環境の変化は，ともすれば看護職員からは不満が出かねない状況ではあったが，現理事長が法人の方向性を示していたことで，職員の抵抗感を和らげることになったという．当時をよく知る池田・前看護部長は，「理事長が病院の方向性や経営状態を示すことで，職員が仕事をするうえでの一つの基盤

ができた．変化を契機とする退職は生じなかった」と振り返る．

理事長はこのような理念・方針を示すとともに，現場においても「率先垂範」を
モットーとして模範を示すようにしている．例えば，現在でも毎日午前6時半頃
に出社するなどして，率先して自らが行動することで初めて職員の信頼を得られ
ると考えている．

（3）病院機能評価の受審（2001年）：業務標準化に取り組む契機

当初，日本医療機能評価機構が病院機能評価の立ち上げにあたって受審病院を
募集していた頃，機構側からモデル受審の誘いを受けた．その折の自己チェック
結果は，ほぼ全ての項目で評点2という低いものであった．

現理事長は，1999年6月に病院機能評価受審委員会を立ち上げ，2000年の年度
目標に受審を掲げた．総務部の担当者を外部研修に派遣し，情報収集を行ったの
ち，各部署への情報共有などを行っていった．

現理事長は受審に当たって，職員に対して趣旨を説明したが，当時の職員に
は，病院機能評価の認定によって敷地内禁煙になることに対して不平を漏らす者
もいるなど，職員の考え方やモチベーションには広い幅があり，現理事長は改め
て相手のレベルに合わせて根気よくコミュニケーションを取る必要があることを
痛感したという．

当院が2001年に病院機能評価を受審した際に，退院カルテの保管状態につい
て「改善要望2」となり，唯一のマイナス評価を受けた．これがのちの電子カルテ
システムを導入する大きな契機となり，理事長はより診療情報の共有化が必要と
意を強くした．

その後，当院は機能評価の受審を続け，2011年のVer.6受審で3回目の更新と
なった．理事長は，患者満足度の高い医療を提供するため，受審に関連した会
議・委員会・分科会全ての議事録を作成し，継続的に改善活動を実施することが
必要と考えている．病院機能評価の認定を受けずとも質の担保は可能という考え
方もあるが，可視化され共有できる仕事の基盤として，当院では病院機能評価を
一つの重要なツールと位置づけている．

2016年9月28・29日に病院機能評価の更新審査があり，同年11月時点で中間
結果が報告された．4段階評価のうちS・A評価が96.5％と高評価であった．な
お，S評価を取った4項目は，後述するID-Linkや「ぱるな」などの地域医療ニー
ズの把握や他の機関との連携という点などであった．

1 背景と沿革　93

（4）電子カルテシステムの導入（2003 年）：職員間の情報共有を実現

　理事長は，病院機能を強化する一環として，前述のとおり病院機能評価受診を契機として，IT 導入を推進していくこととした．電子カルテシステム導入前は，医師が看護記録を見るためにナースステーションに出向いたり，看護師がリハビリテーションの進捗状況を確認するために機能訓練室に計画表を確認に行ったりするなど，情報共有インフラの欠如により人員の動きに非効率な部分があった．理事長は，IT 導入に際して，トップ自らが導入の目的を示すこと，業務の標準化が重要であると考えた．導入する際，業務効率化やコスト削減などの目的が院内で共有されないままシステム化だけが先行するリスクがある．そこで理事長は，電子カルテ導入の目的を「職員間の情報共有化」に絞り，職員に対しては，各自が所属する部署や病棟で全ての診療情報を見られることによって，患者の状態を理解しやすくなるという導入イメージを，朝礼などの機会を活用して伝えていった．

　また，業務の標準化としては，第一に，患者の流れや職員の動きなどを全てフローチャート化した．IT 導入で，紙ベースでの運用から業務のフローが大きく変わるため，操作手順や入力方法を統一する必要があった．業務を標準化することで，職員がどの段階で何を操作すればよいか，図解し，理解しやすくした．

　次に，スムーズな運用を行えるよう，職員の“パソコンアレルギー”を取り除くため，電子カルテ導入前からシステム会社の担当者を講師に招いて，マウスの動かし方からパソコンの操作方法まで研修会を行った．

　理事長は，IT を使いこなして経営戦略を実現するためには，その中心となる人物には戦略と現場をうまくつなぐ役割が求められると考えた．看護師や介護職員をはじめとする多職種との調整を円滑に行う必要があるからだ．そこで，病院の IT 戦略を担う中心人物として，理事長は 2003 年，約 10 年間当院に看護師として勤務し，当時 3 階病棟主任であった滝沢礼子氏（現・法人情報システム室室長）を電子カルテ管理室の室長に任命した．滝沢氏は，当院の IT システムや連携ネットワークのインフラ整備を担い，2003 年の道南地区初の電子カルテの導入や，市立函館病院との地域医療連携ネットワーク「ID-Link」導入の中心的な役割を果たした．

　理事長は，「IT ベンダー出身のシステムエンジニアは，開発の際に主な使い手である医療従事者の視点だけに陥りがちだが，医療職がとりまとめることで利用者の視点も加味することができ，医療の質向上に寄与するシステムが構築できる

と考えていた」と語り，その中心となる担当者には，医療職の中でも現場に精通している看護職が適任であると考えた．

このように，理事長は，当院を"老人病院"体質から脱却させるとともに，ITを活用することなどによって院内の連携体制を整えていった．理事長は，2002年に新たな方針として，ITを活用した地域連携ネットワークを構築することを打ち出し，道南一のリハビリテーションシステムの確立を目指していった．

2 | 病床再編

前述のとおり，函館市の状況から，理事長は当院が急性期病院として生き残っていくことは難しいと判断，また，理事長の専門である循環器の医療提供体制も飽和状態であった．また，リハビリテーション医療が比較的不足していたことから，以降，当院のドメインを地域医療とリハビリテーションに据え，戦略の転換を図っていった．

当院は，2006年に現在の戦略の根幹となる回復期リハビリテーション病棟[注5]を開設する．道南で初であった．回復期リハビリテーション病棟開設以前は，理事長の方針に沿って徐々に病床再編を行い，当地域におけるリハビリテーション医療を担うべく徐々に，看護師やリハビリテーション専門職の確保，療養環境を整えるなどして病床再編を行っていた．

当院の病床再編の推移は**図表Ⅶ-10**のとおりである．

2-1 再編の経緯

（1）特例許可老人病棟への転換（1996年）

1992年当時，当院の3つの病棟は疾病ごとに分かれており，3階が循環器（理事長が当時医長を務めた），4階が整形外科・神経内科，5階は消化器という病棟構成であった．4階にはALS患者が多く，人工呼吸器は1日7台程度稼働しており，IVHの患者も多かった．

1996年の病棟再編は，3階一般病棟では医療の強化，4・5階は慢性期医療を担う病棟として介護対応を重視するものであった．1996年2月，一般病棟2病棟を

注5　2000年に創設された特定入院料．入院できる疾患や入院期間などを規定．

図表Ⅶ-10　病床再編の推移

	総病床数	3 階病棟	4 階病棟	5 階病棟
1956 年				
1957 年	65 床			
1960 年	91 床			
1962 年	111 床			
1964 年	150 床			
1970 年	207 床	一般 70 床	一般 70 床	一般 67 床
1996 年 2 月	↓	↓	特例許可老人病棟 70 床	特例許可老人病棟 67 床
1996 年 3 月	↓	一般新看護 3：1（B） 看護補助 13：1　70 床	↓	↓
	↓		↓	↓
1998 年 4 月	199 床	一般新看護 3：1（B） 看護補助 13：1　62 床	↓	↓
	↓		↓	↓
1999 年 5 月	↓	一般新看護 3：1（A） 看護補助 6：1　62 床	↓	↓
	↓		↓	↓
2000 年 4 月	179 床	一般新看護 3：1（A） 看護補助 6：1　59 床	医療型療養 45 床 介護型療養 15 床	介護型療養病棟 60 床
	↓			↓
2000 年 5 月	↓	一般病棟入院基本料Ⅱ群・3　59 床		↓
2001 年 1 月	↓	↓	医療型療養 20 床	↓
	↓	↓	介護型療養 40 床	↓
2001 年 10 月	↓	一般病棟入院基本料 2Ⅰ群 59 床	↓	↓
2001 年 12 月	↓	↓	介護型療養病棟 60 床	↓
2002 年 7 月	↓	一般病棟入院基本料 2Ⅰ群 43 床 特殊疾患入院管理料 16 床	↓	↓
	↓		↓	↓
2003 年 1 月	↓	一般病棟入院基本料 2Ⅰ群 31 床 特殊疾患入院管理料 28 床	↓	↓
	↓		↓	↓
2004 年 3 月	↓	障害者施設等入院基本料 59 床	↓	↓
2006 年 2 月	↓	一般病棟入院基本料Ⅱ群・3　59 床	↓	↓
	↓	↓	↓	↓
2006 年 4 月	↓	一般 15：1　59 床	↓	↓
2006 年 11 月	↓	↓	回復期リハ 60 床	↓
2009 年 7 月	↓	一般 13：1　59 床	↓	↓
2009 年 9 月	↓	一般 13：1　49 床，亜急性期 10 床	↓	↓
2010 年 5 月	↓	一般 13：1　44 床，亜急性期 15 床	↓	↓
2014 年 8 月	↓	一般 10：1　44 床，地域包括 15 床	↓	↓
2014 年 10 月	↓	一般 10：1　40 床，地域包括 19 床	↓	↓

特例許可老人病棟注6 に転換し，2病棟の入院患者のうち医療処置が必要な患者を3階病棟に集約，医療密度の高い病棟に位置づけた．この際，約1/3の患者が入れ替わった．これまで疾病別に分かれていた病棟ごとの機能が再編され，3階病棟は混合病棟となった．併せて一部の看護師を3階に異動させ，4階・5階病棟に介護員（看護助手）をフルタイムのパートとして追加採用して増員した注7.

再編後の3階病棟では，中心静脈栄養やPEGなどが増えた．モニターの見方や呼吸器の管理方法などについて学習した．

この病棟再編の結果，医療密度が高まった3階病棟の平均在院日数は大きく変化した（**図表Ⅶ-11**）．1995年の40.1日から1996年には35日となり，1年間で約5日短縮され，その後も，一貫して短縮傾向にある．

一方，4・5階病棟では，慢性期に特化した介護的対応が求められることになった．同病棟に勤務する看護・介護職員には，認知症ケアなどの技術も求められるようになったため，職員を市内の病院に派遣し研修を受けさせた．

特例許可老人病棟への転換に関しては，まず3カ月分のレセプトを分析して，転換した際の収支等をシミュレートした．その結果，医業収入は若干減少するが，医療材料費，医薬品費が抑えられることによって，増益となり収益性が高まることを院内に説得材料として示すことができた．

また，当院は伝統的に労働組合が強い病院であるため，団体交渉も3〜4回ほど行って理解を得るように努めた．特に，1992年から赤字経営であり経営改善が必要なこと，包括報酬体系になることなどを説明していった．

特例許可老人病棟への転換の結果，経営状態は赤字から，単月で約1千万円の黒字に転じ，1996年期に最終的には7万円の期末手当を全職員に支給することができた．

（2）病床再編と老健の開設（1998年）

1998年4月に一般病床を70床から62床に削減し，199床となる．外総診を算定するために，病床を200床以下にする必要があったためである．

さらに，行政からは1病棟当たり60床にするよう求められていたが，同時期

注6　処置，検査，注射等が包括化された包括報酬の特例許可老人病院入院医療管理料.
注7　1996年2月に採用された介護の時給制のフルタイムパート職員は，その後，2001年7月に月給制契約職員として雇用形態変更した．2008年，賞与を含んだ基本給を設定する見直しを行い，2011年1月，呼称変更し「準正職員」としている.

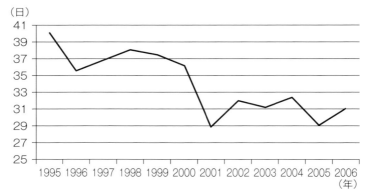

図表Ⅶ-11　平均在院日数の推移(3階病棟：1995〜2006年度)

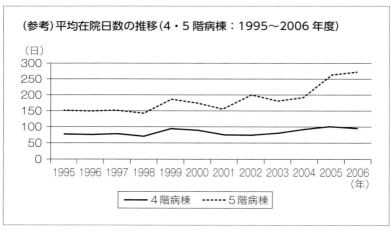

(参考)平均在院日数の推移(4・5階病棟：1995〜2006年度)

に計画していた老健「ゆとりろ」開設を条件に交渉したところ，老健開設後まで病棟を60床以上で据え置くことができた．据え置くに当たり，行政側に条件等の書面を提出した．1998年7月には「ゆとりろ」(定員100人)を開設した．

　老健の開設に当たり事務職員を採用したため，事務職員数は法人全体で10％ほど増員となった．

　2001年頃には，経理課長が定年退職を迎える時期となり，これと時期を同じくして，老健から優秀な事務職員を当院に異動させるなどして，徐々に新陳代謝を行っていった．

この期間，取り組んださまざまな新規事業に対し，当初は否定的な事務職員も少なからずいたが，これを理由として退職した者はいなかったという.

　理事長は将来を見据え，2000年4月には本館を全室リニューアルし，将来の動向や病棟再編時に備え，老健と同様の基準である1床当たり8 m²とした. 全ての病棟が60床以下となり，療養環境も改善した. その際，総病床は20床削減され，179床となる. これ以降，2015年現在に至るまで総病床数に変更はない. リニューアルに当たっては医療施設近代化施設整備事業費補助金からの補助1億円を活用したが，この条件として1割の病床削減を求められていた.

　このように病床再編を続けてきたが，2006年の回復期リハビリテーション病棟開設までは，診療報酬への対応で右往左往することも多かったという.

　一例は2002〜2004年頃にかけて見られる. 2001年12月には，一般病棟59床，介護型療養病棟2病棟(120床)という病棟編成であった. 2002年7月に一般病棟のうち16床を特殊疾患入院管理料(2003年1月に12床増床)としたが，包括報酬であったため，2004年3月には一般病棟59床(一般病棟入院基本料2 I 群31床と，特殊疾患入院管理料28床)全てを2004年3月に，出来高算定ができる障害者施設等入院基本料とした. このように病床再編を行ったものの，障害者病棟にした結果，他の病院で受け入れない患者が集まるようになってしまい，80%以上の入院患者が寝たきりの患者で占められてしまった. 院内の雰囲気も悪くなってきたことから，結局，障害者病棟の算定を取りやめ2006年2月に入院料を一般病棟入院基本料 II 群・3とした.

(3) 2006年：リハビリテーションへの特化

　理事長は，地域のニーズを先取りするように，老人病院からの脱却，そして病院の医療の質が向上することを念頭に，病床再編を続けていくなかで，リハビリテーションに特化するという戦略の足場固めを行っていった. 2006年には，回復期リハビリテーション病棟を算定することで，戦略を具体化した.

■ リハビリテーション職員の確保

　理事長は，リハビリテーション特化に向けて病院の機能や設備等を整備することと並行して，人材確保を行っていった. 神経内科専門医は，2006年1月に確保できた. リハビリテーション専門職の確保策としては，2001年頃から北海道や東北のリハビリテーション専門職養成施設での求人活動や，学生の臨床実習の引き受けを開始した. 学校回り等は，現在では，事務長とリハビリテーション科長が

理事長の戦略転換を事務方として支えた笹谷事務長

　理事長の戦略転換を事務方として支えたのが，1995年10月に入職した笹谷健一現事務長である．笹谷氏は，1994年まで近隣の病院に勤務していたが，道南地区の高齢化等の状況を鑑みると，将来的に同地区に老健が必要になると分析し，老健を立ち上げてみたいと考えていた．前職の病院では資金的問題などもあり，その夢はかなわなかった．転職活動のさなか，高橋病院の前事務長と知り合う．笹谷氏が自身の構想を説明すると，前事務長の共感も得られ，当院に入職する運びとなった．しかしながら，入職してから当院が赤字経営であることが判明し，まずはこの赤字を解消しなければならなくなった．

　笹谷氏は当時，次長として入職したが，10〜15歳ほど年上の4名の課長を統括する立場であった．事務職員には，新しい取り組みに否定的な者も少なくなかった．入職してすぐ，事務長は，特例許可老人病棟への転換による黒字化，老健の立ち上げなどへの貢献という実績によって，部下の納得が得られたと振り返る．

　老健開設に先立っては，まず，函館市の委託事業である在宅介護支援センターの開設を提案した．この事業は，高齢者からの相談対応や介護用品の展示場などを設けるものであった．病院の1階フロアを約5百万円かけて部分的に改修し，もともと当院に勤務していた相談員を配置した．委託費として年間約1千万円の補助が得られた（本事業は8年ほど続く）．

　1998年には，老健オープンにこぎつけ，笹谷氏は，新しい老健の事務長に就任した（本院次長兼務）．

　また，笹谷氏はニチイ学館からの委託職員を2001年に（契約職員として）直接雇用に切り替えた．病院にとってみると給与を直接職員に支払えるようになり，委託費と比較すると費用負担も減少，職員の給与は1.2〜1.3倍になった．

担当している．学生の臨床実習受け入れに関しては，その後の当院への入職状況なども踏まえて，受け入れの判断基準を設けている．

　2001年頃に，将来的に法人として70名のリハビリテーション専門職を確保するという目標を立てた．その後，就職した先輩を頼り後輩が入職してくるなど，徐々にリハビリテーション職員が増加していった．1998年にわずか3名だったリハビリテーション職員は，2015年現在69名（病院61名，老健「ゆとりろ」8名）となっている（**図表Ⅶ-12**）．

■ 4階病棟の再編（回復期リハビリテーション病棟の届出）と入退院の調整

　2006年頃から，リハビリテーションを中心とした内科系病院として役割を明確にするべく，リハビリテーション医療のレベルも強化していった．リハビリテーション室の拡充を行い，リハビリテーションの施設としての高い基準の取得

図表Ⅶ-12 法人のリハビリテーション職員数 推移(人)

	2000 年春	2007 年 4 月	2015 年 4 月
理学療法士	1	13	33
作業療法士	1	11	23
言語聴覚士	1	9	13
計	3	33	69

を図った. 2006 年 4 月には, 運動器, 脳血管疾患等, 呼吸器の全てで(Ⅰ), 翌年 6 月には心大血管でも(Ⅰ)を届け出た.

2006 年 11 月, 道南初の回復期リハビリテーション病棟を開設するに当たって, プロジェクトによる 1 年間の検討を行った.

120 床の介護療養病床のうち 1 病棟 60 床を転換するため, その入院患者の受け入れ先を確保することが鍵となった. 法人としては 2006 年 6 月には定員 100 名の老健「ゆとりろ」を, 函館市からの 50 床増床要請を受け, 入所定員 150 名とすることになっていた. 既存の 100 床は満床であったが, 増床分 50 床で, 介護療養病棟入院患者 60 名のうち 20 名を受け入れることができた. その他 20〜30 名は, 患者の希望に沿って法人外の病院, 特別養護老人ホームに転院した. 当時は近隣に介護療養病床も数多くあったという. このような法人内外施設への転院については, 担当医から直接患者・家族に説明をした.

開設時に入院患者は 52 名確保できたが, うち 46 名は急性期病院からの直接入院であった.

■ 施設基準を満足するための調整によって 2 カ月間の減収

このように法人の総合力を駆使しながら, 病棟転換を図っていったが, 届出手続き上の問題が生じた. 介護療養病棟から回復期リハビリテーション病棟への転換に当たっては, 北海道厚生局からの指導で, いったん, 医療保険病棟を経由しなければならず, 直接, 回復期リハビリテーション病棟には転換できなかった. 2 カ月間は医療療養病棟として算定した後に, 初めて回復期リハビリテーション病棟として請求できるため, この 2 カ月分の減収によって, 2006 年度は約 4,300 万円の経常赤字となった.

なお, 2 カ月間医療療養病棟とすることによって, 入院患者の医療区分・ADL 区分を記録することとなったが, 2006 年時点の全病棟の入院患者のうち, 医療区

分2・3患者割合[注8] が43.9%（旧介護療養病棟2病棟に限ると33%）しかなかったことから，以降，医療療養病棟に転換する選択肢は検討されていない.

（4）病床再編を可能とした法人全体の総合力

理事長は，国の政策方針，地域の高齢化の状況などを踏まえて，1996年頃の比較的早い段階から，患者の在宅復帰が重要になると考えていた．その後，設備構造，人員基準などを徐々に整えつつ，2006年に回復期リハビリテーション病棟60床を設け，リハビリテーション体制が構築された．また，病棟単独での再編に加えて，老健「ゆとりろ」開設（1998年7月），50床増床（2006年6月）の対応が可能であったことで，法人全体として病床再編を円滑に行いやすくなった．これらは行政との交渉により可能となった側面もあった.

なお，リハビリテーションに舵を切って以降，将来の介護人材不足，指導者層の人材難を見据え，法人としての事業拡大は控え，地域包括ケアを実現するべくリハビリテーションの質の向上，IT化への投資など，さまざまな取り組みに注力している.

2-2　意思決定のプロセスと今後の課題

（1）病院・法人としての検討

診療報酬改定などを踏まえて病床再編を行う際は，次のようなプロセスで検討が進められる．高橋病院内に設置されている「企画会議」（理事長直轄）を中心に「診療報酬改定プロジェクト」を立ち上げ，シミュレーションなどの検討や病床再編の提案などを行う（**図表Ⅶ-13**）.

病院内で開催される診療報酬改定プロジェクトのメンバー9名には，法人全体の企画などを担当する法人情報システム室長，法人業務管理室長などが含まれているほか，法人の理事が4名含まれている．意思決定のプロセスとしては，経営会議で決定し，法人の理事会で承認する運びとなる．なお，新たな企画や立案などは企画会議を経て経営会議に諮ることが現在では多くなっている.

このように，法人全体及び高橋病院内の通常の意思決定プロセスと，診療報酬改定のプロジェクトにおける検討が密接に連携し，内容が共有されるような体制

注8　医療療養病棟の入院基本料のうち，より高い入院基本料である「療養病棟入院基本料1」（20対1）の算定要件に，医療区分2・3患者割合が8割以上となることが含まれている.

図表Ⅶ-13　診療報酬改定プロジェクトの構成メンバー

病院内の組織		法人役員
診療報酬改定プロジェクトメンバー	企画会議メンバー	
副院長		常務理事
事務長		常務理事
看護部長	○	理事
薬局長	○	理事
法人情報システム室室長	○	理事
老健「ゆとりろ」事務長・副施設長	○	理事
リハビリテーション室長	○	
法人業務管理室室長	○	
医事課長		
医療連携室長		

が構築されている.

（2）2014年度診療報酬改定への対応

　2006年に4階病棟を回復期リハビリテーション病棟に転換して以降, 2009年頃から3階病棟の再編が鍵となっている. 2009年7月に3階病棟の入院基本料を15対1から13対1に人員配置を上げ, 同年9月からは亜急性期入院医療管理料を10床算定した. 亜急性期病床にすることで, 一般病棟の平均在院日数の短縮により10対1の基準である21日をクリアすることに大きく貢献できたこと, また, 包括病床で高い点数が算定できるとともに, 回復期リハビリテーション病棟では対象とならない疾患のリハビリテーションが必要な患者にも対応できたことによる. 2011年5月には44床を10対1とし, 亜急性期病床を5床増床し15床とした. 増床させた理由としては, 一般病棟における平均在院日数の短縮に大きく貢献したことや入院単価が高かったことが挙げられるうえ, 2010年の診療報酬改定によって, 亜急性期病床におけるリハビリテーション提供体制加算50点が算定可能になったことなどがある.

　このように, 病院として今後も見据えながら, 機能がしっかりした4階の回復期リハビリテーション病棟に加えて, 3階病棟においては亜急性期を担えるよう,

2　病床再編　103

患者を受け入れるべく病棟機能を再編していった.

　2014年度診療報酬改定によって, 制度上, 同年9月30日をもって亜急性期入院医療管理料が廃止されることとなった. これに代わる新たな評価として,「地域包括ケア病棟入院料」と「地域包括ケア入院医療管理料」[注9] が新設された.

　当院でも,「亜急性入院医療管理料1」を15床算定していたため, この取り扱いについて診療報酬改定プロジェクトにおいて検討することとなった. プロジェクトなどにおける転換による収支シミュレーションや患者入院ルートなどを検討した結果, 3階病棟59病床を再編することとし, 7月時点で一般44床, 亜急性期15床であった構成を, 10月には一般40床, 地域包括ケア病床19床(地域包括ケア入院医療管理料1)とすることを決定した. シミュレーションでは, 亜急性期15床を地域包括ケア病床に転換するだけで年間の増収が見込まれていたが, 地域包括ケア病床を4床追加し19床とすることで, 4床の一般病床減による減収を相殺したうえで, 15床のみ転換した場合よりも増収幅が大きくなる試算であった. 現在の人員配置では一般病床10対1と, 地域包括ケア病床13対1＋看護職員配置加算＋看護補助者配置加算の組み合わせへの変更が医業収益上最も効果的であると試算された.

　また, 一般病床を減らし, 地域包括ケア病床を増やすことで平均在院日数に余裕を持つことができるため, 急性期病院からの新規入院患者のうち月15名程度, 病状に応じ回復期病棟・地域包括ケア病床へ直接入院させることとした.

　具体的な転換のステップとしては, 第一に同年8月1日から先行して亜急性期病床15床全てを地域包括ケア病床に転換した. さらに, 平均在院日数や病床の稼働状況をみながら, 在宅復帰率7割以上の実績づくりを行い, 同年11月に追加して3階の1病室4床を, 地域包括ケア病床に転換した. 在宅復帰率の在宅範囲には強化型老健が含まれている. 当法人では, 老健設立当初からしっかりと運営してきた基盤があったことも, 地域包括ケア病床の在宅復帰率の実績を満たすうえで貢献した.

　なお, プロジェクトでは今後の課題も検討された. 地域包括ケア病床への直接入院患者が, 病状の変化により一般病床へ転棟してしまうと, 地域包括ケア病床

注9　当院が算定した「地域包括ケア病棟入院医療管理料1」の主な施設基準としては, 疾患別リハビリテーション又はがん患者リハビリテーションの届出,「一般病棟用の重症度, 医療・看護必要度」A項目1点以上の患者が10%以上, データ提出加算の届出, 在宅復帰率7割以上(地域包括ケア病棟入院料(入院医療管理料)1のみ)などがある.

図表Ⅶ-14　地域包括ケア病床転換前後の当該病床入院延べ患者の状況（単位：人）

転換前：亜急性期 15 床			転換後：地域包括ケア 15 床		
	2014 年 7 月	構成比（%）		2014 年 8 月	構成比（%）
院内	128	27.4	院内	190	40.5
院外	300	64.1	院外	277	59.1
空床	40	8.5	空床	2	0.4
合計（重複 3 含む）	468	100.00	合計（重複 4 含む）	468	100.00
〔院外内訳〕	300	構成比（%）	〔院外内訳〕	277	構成比（%）
函館中央病院	141	47.0	函館中央病院	138	49.8
市立函館病院	38	12.7	市立函館病院	92	33.2
A 病院	31	10.3	診療所など	34	12.3
診療所など	30	10.0	A 病院	10	3.6
函館五稜郭病院	29	9.7	老健「ゆとりろ」（当法人）	3	1.1
B 病院	13	4.3			
老健「ゆとりろ」（当法人）	18	6.0			

※連携医療機関名は，了承が得られた病院のみ実名掲載（以下同じ）

　の在宅復帰率に影響を及ぼす可能性が考えられる．また，地域包括ケア病床対象患者の基準の設定，回復期リハ病棟・地域包括ケア病床直入に関する基準の設定，長期入院患者の退院支援の強化にも取り組む必要性も確認された．

　地域包括ケア病床への受け入れ患者の基準設定については，診療報酬に定められた条件（リハビリテーションの包括化や看護必要度などの要件）は亜急性期病床から変わったが，それ以外には特に受け入れ基準を変更していない．地域包括ケア病床への直接入院患者の受け入れについても，市内全ての急性期病院で在宅復帰率を満たしていたため，急性期病院ならそのニーズがないので基準を設定していない．

　亜急性期病床から地域包括ケア病床転換前後の当該病床における入退院の状況は**図表Ⅶ-14**のとおりである．

（3）今後の課題

■ 競合施設との差別化

　国が 2006 年の医療制度改革によって介護療養病床廃止などの療養病床の再編が打ち出したこともあって，地域で回復期リハビリテーション病棟に転換する病院が増加した．その結果，函館地区は激戦区となった．人口 10 万人当たりの回

2 病床再編　　105

復期リハビリテーション病床数は，全国・北海道ともに約60床前後(2013年)であるが，函館地区に限ると120床程度(2011年)もある．そこで当院では，独自の強みを打ち出すべく，呼吸器・循環器リハビリテーションに力を入れている．

呼吸器内科専門医3名を揃えたリハビリテーションは函館地区では当院だけであり，強みとして認識し，今後も呼吸器内科医増員も含め強化していく方針である．

■ 4階病棟再編から3階病棟再編へ

2006年の回復期リハビリテーション病棟開設によって，4階病棟の役割が明確化し，リハビリテーション患者の入院ルートは明確になっていたが，2014年度診療報酬改定への対応として地域包括ケア病床を算定したことによって，今後は，急性期病院からの退院患者のうちポスト・アキュート患者の受け入れを促進したい考えである．そのためには，退院先として在宅や老健などのルートを強化する必要があり，回復期で培った法人内外の連携体制の適用が課題となる．また，現状では，市立函館病院を中心とする急性期病院からの退院患者を十分確保できているが，診療所との連携は十分であるとはいえず，今後，在宅からの急変患者など，サブ・アキュートの患者にも対応できるかどうかが重要な課題となっている．

▨ 地域医療構想への対応

道南地方には1つの3次医療圏，3つの2次医療圏があるが，函館市はそのうち南渡島圏域に属している．南渡島圏域地域医療構想調整会議には専門部会が設けられ，「回復期」「慢性期」の担当部会長を高橋理事長が務めている．

理事長は，この調整会議について，次のように印象を述べる．

「調整会議を開催して印象深かったことは，地域の34病院の病院長クラスが一堂に会したことでした．今までにない現象です．おそらく病院長にとって病床を削減されるかもしれないという不安感が出席に導いた，ということになろうかと思います．人口構成，超高齢社会，疾病構造など大きく変化する中で，どのようにしたら患者・市民の生活を守る生活者に資する医療提供体制を構築できるか，トップが一堂に会して地域のことを真剣に議論する場ができたことは意義のあることと考えています．リーダーシップの存在が今後の構想会議の成否を握っているかとも思います．地域のビジョンがあるかないか，でしょうか.」

なお，2015年10月の病床機能報告では，当院は一般病床59床(うち地域包括ケア病床19床)の機能について，現在は「急性期」，6年後は「回復期」として提示している(次頁**図表Ⅶ-15**)．データ提出加算などから割り出した医療投入点数から，患者単位ではなく病棟単位で考えると，当該病棟は明らかに回復期，あるい

図表Ⅶ-15　今後の病床機能選択（2014 年度病床機能報告結果）

病院名	総病床数	現状					6 年後			
		高度急性期	急性期	回復期	慢性期	無回答	高度急性期	急性期	回復期	慢性期
社会医療法人高橋病院	179 床	0 床	59 床	60 床	60 床	0 床	0 床	0 床	119 床	60 床
市立函館病院	582 床	283 床	269 床	0 床	0 床	30 床	449 床	133 床	0 床	0 床
共愛会病院	378 床	0 床	149 床	0 床	178 床	51 床	0 床	200 床	0 床	178 床
函館市医師会病院	240 床	0 床	240 床	0 床	0 床	0 床	0 床	149 床	47 床	44 床
函館新都市病院	155 床	10 床	95 床	50 床	0 床	0 床	10 床	145 床	0 床	0 床

※南渡島圏域で機能変更を予定している病院のみ抜粋して併記
※現状：2014 年 7 月 1 日時点の機能として，各医療機関が自主的に選択した機能の状況
※6 年後：2014 年 7 月 1 日時点から 6 年経過した時点の機能の予定として，各医療機関が自主的に選択した機能の状況

（北海道庁ホームページ公表資料をもとに作成）

は一部慢性期に属するものと分析したからである．

　現時点では，急性期（DPC）病院からリハビリテーション目的で転院してきた患者のほとんどは，複数疾患をすでに有しているにもかかわらず，急性期病院での入院の主病名以外の治療がなされていないことも多く，まずは当院に転院後，一般病棟で病状を整えつつ，院内の地域包括ケア病床，回復期リハ病棟へ転棟するまでの間，当院転院時から早期リハビリテーション介入を行っている状況である．病院全体の運営の効率性を考えると，出来高（非 DPC）である一般病棟の存在理由がある．ただ，当院としては，診療報酬や病床回転率等の状況を鑑みて，今後，地域包括ケア病床を増床することも念頭に置いている．

　理事長は，地域医療構想への対応について，次のように語る．

　「今後，公的医療機関を含めた急性期病院が地域包括ケア病床を有することも考えられるため，2017 年度末の介護療養病棟廃止の問題も含め，院内に在宅施設の展開もあり得ると思っています．『回復期』のカテゴリーにはリハビリテーションだけではなく，亜急性的な病棟・病床も含まれる意味合いも持つことから，柔軟な対応が必要と考えています．

　自院に関して大切なことは，患者の不利益にならないように西部地区も含めた地域のニーズをどう把握し，医療・介護を提供していくかであり，以前から考えていたことの踏襲かとも思っています．焦る必要はないと考えています．」

2 病床再編　107

参考：当院の病棟別単価・稼働状況

〈平均単価〉

病棟		2010 年度	2011 年度	2012 年度	2013 年度	2014 年度	(参考) 類似機能病院
3 階	10 対 1	26,860 円	28,608 円	28,905 円	29,777 円	29,135 円	41,445 円[※1]
	亜急性期	29,362 円	31,228 円	28,002 円	29,524 円	31,515 円 (地域包括)	—
4 階	回復期	29,376 円	29,856 円	29,797 円	33,070 円	38,949 円	34,453 円[※2]
5 階	介護療養	17,356 円	18,435 円	16,783 円	16,552 円	16,189 円	16,019 円[※3]

※ 1　厚生労働省「2013 年度病院経営管理指標」医療法人，一般病棟は 10 対 1
※ 2　厚生労働省「2013 年度病院経営管理指標」医療法人，回復期リハビリテーション病棟入院料 1
※ 3　厚生労働省「2014 年介護事業経営実態調査」介護療養型医療施設(病院)利用者 1 人当たり収入.
　　　なお，函館市と同じ地域区分での単価は 15,308 円.

〈病床稼働率〉

病棟	2010 年度	2011 年度	2012 年度	2013 年度	2014 年度	2015 年度
3 階病棟	91.3%	90.4%	88.4%	88.4%	85.9%	80.9%
4 階病棟	90.7%	92.7%	90.6%	90.3%	87.9%	85.1%
5 階病棟	99.4%	98.9%	90.3%	98.3%	98.3%	97.1%

＊ 2015 年度は 4〜9 月平均

〈平均在院日数(単位：日)〉

病棟	2010 年度	2011 年度	2012 年度	2013 年度	2014 年度	2015 年度
3 階病棟	17.4	17.0	18.2	17.5	18.3	18.2
4 階病棟	69.9	71.2	72.6	72.8	79.9	82.4
5 階病棟	277.8	278.1	305.1	324.1	338.4	206.7

＊ 2015 年度は 4〜9 月平均

3　医療連携

　「病床再編」で前述のとおり，現理事長は 1992 年に当院での勤務を開始して以降，順次，病院の医療機能の強化や病床再編に取り組んでいった．併せて，地域の高齢化の状況や医療提供体制の分析を行っていった．函館市，特に当院が位置

図表Ⅶ-16 近隣病院との位置関係

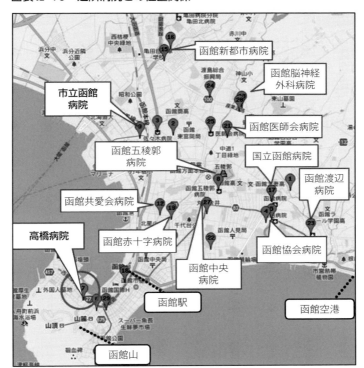

※主要な病院についてのみ名称を記載.

する西部地区の高齢化率の高さなどからリハビリテーションが重要になってくると考え，当院の地域における役割をリハビリテーションに定めた．一方，地域の医療提供体制の状況としては，急性期病院が非常に多く，退院後のリハビリテーションを担う病院が不足していた（**図表Ⅶ-16**）．

　当院がリハビリテーションを担っていくに当たっては，連携なしには戦略が成り立たないため，地域の医療機関と連携を組んでいった．その連携戦略の中心を成したのが，市立函館病院との連携強化と，ITネットワークシステムの開発であった．

3-1 リハビリテーションへの特化と急性期病院との連携強化

　当院は，法人として急性期病院を持たないため，リハビリテーションに特化していくからには，連携機能の構築は死活問題であると理事長は考えた．リハビリテーションの効果を高めるためには，急性期病院からの転院が円滑に行われることが必要であり，患者の最新の臨床情報(検査値，画像，薬剤の処方内容など)を少しでも多く，正確に共有しておく必要がある．リハビリテーション病院は連携なしには成り立たず，それを実現するためのツールとして，IT ネットワークシステムが重要であると考えた．

3-2 市立函館病院との関係強化

(1) 市立函館病院の置かれた状況

　2008 年頃の市立函館病院は，急性期患者の退院が円滑に進まず，院内に急性期，回復期，慢性期とあらゆる患者が滞留している状態であった．2008 年時点では平均在院日数が約 19 日であった．2008 年の DPC 導入をきっかけにして，院内で地域医療連携を強化しようという機運が高まっていた．整形外科を中心に連携パスを始めるなど，積極的な取り組みが続いていた．市立函館病院としては，後方病院との連携を強化し，患者の満足度を損ねることなく退院を促進し，自院は急性期医療に集中していきたいと考えていた．この課題を解決する方策として，市立函館病院では「道南地域医療連携システム」を運用しようと考えていた．

　市立函館病院の地域連携室長であった下山則彦副院長(当時)と高橋理事長は関係を強化していった．当院が最初のネットワーク先として市立函館病院に選ばれたのは，当院が 2003 年 7 月に道南地区初の電子カルテ(シーエスアイ社の Hs-MI・RA・Is)を導入しているなど，院内の IT 化に積極的に取り組んでいたことが大きな要因であった．加えて，当院が市内でもいち早く連携パスを取り入れていたこと，また当院と市立函館病院間で脳外科・整形外科を中心に医師同士の交流があったからである(p.113)．すなわち IT ネットワークを築く以前より，ヒューマンネットワークが構築されていたのである．いずれにせよ，市立函館病院の地域医療連携ネットワーク参加への要請は，当院の IT 化によるリハビリテーションシステム確立という方針と合致したものであった．

　市立函館病院が IT ネットワークシステムを活用して医療連携を図ろうとしていたところで，2003 年に市立函館病院院長を定年退職した医師を，2007 年に当院

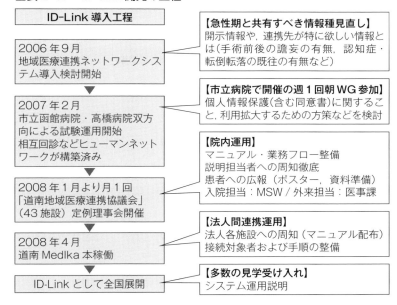

図表Ⅶ-17　ID-Link 開発の工程

の院長に迎えることができた．

（2）両病院の利害一致によるネットワークシステムの構築（図表Ⅶ-17）

　2007年4月に高橋病院と市立函館病院との2病院で実証実験が開始され，両病院間でネットワークのテスト運用などを行い，検討を重ねていった．翌2008年1月に道南地域医療連携協議会が設立された．医療機関39施設をはじめ，老健等の介護施設，オブザーバーとして函館および渡島保健所を含め46施設が協議会に参加した．そして，同年4月に道南圏の医療連携ネットワークシステムである「道南MedIka」[注10]が本格稼働することとなった．

　函館市内でソフトウエア開発を手掛けているエスイーシー社がシステム開発を

注10　「ID-Link」を利用した道南圏の医療連携ネットワークシステムと利用者の総体．「ID-Link」とは函館の株式会社エスイーシーが開発した医療情報連携サービス．なお，「道南 MedIka」の名称は「Medical」（医療）と函館や道南のシンボルである「イカ」を組み合わせたもの．

担当し，高橋病院は慢性期病院側のインターフェース開発を担当した．開発に当たっては，医師会の理事2名とも共同で行うなど，将来の連携を見据えた開発体制とした．また，操作マニュアルなども当院で作成した．市立病院側で作成すると議会の了承など時間的な問題があるため，民間病院の利点を生かして意思決定のスピードでプロジェクトの進行を促した．2006年9月より導入検討を開始し，回復期病院側として急性期病院と共有するべき情報の見直しから行った．一例を挙げると，手術前後の譫妄の有無，認知症・転倒転落の有無などを，看護連絡書様式に追加するよう当院から市立函館病院に依頼した．2007年春頃まで，市立函館病院で開催の毎週1回（月曜日）朝8時からのワーキンググループに参加し，個人情報保護・同意書の様式に関することや，利用拡大の方策などを検討した．

市立函館病院では函館市の条例に関わる事務手続きなどを主に担い，実運用においては，情報の受け手側である当院が中心となり，マニュアル・業務フローの整備，説明担当者（外来担当医事課・入院担当MSW）への周知徹底，患者への広報などを手掛けていった．併せて法人間の連携運用も進め，接続の対象者や手順の整備を行った．

市立函館病院側では以前から問題となっていた長期入院患者の増加について，ID-Linkを活用することで転院が促進された．転院患者数は，2008年の段階で月平均47.7名であったが，2009年60.7名，2010年96.7名と増加し，以降は90〜100名の水準を保っている．連携ネットワークシステムの導入により，転院に係る日数が2008年の23.1日から2013年には12.7日まで短縮されたことが大きい．平均在院日数は，道南MedIka稼働直後の2008年4月には約19日であったが，2008年末には約15日前後となり，約4日短縮された．連携体制の構築は，双方の病院にとってメリットをもたらすこととなった．

以降，現在に至るまで当院への患者紹介数トップは市立函館病院であり続けている．

（3）地域医療連携ネットワークシステムの現状
その後，道南MedIkaは順調に登録機関の拡大を続けており，2008年に39施設であったが，2015年には79施設へと増加している．情報提供機関が10施設，情報閲覧機関が69施設である．

情報提供を行う施設は，急性期病院，回復期病院，在宅医療関係施設等の10機関で，公開する情報の範囲は各施設の判断に任されており，画像，処方，注

射，検査結果，読影レポート，診療記事等を提供している．閲覧可能のみの機関69施設の内訳は，病院23，診療所22，介護施設等8，訪問看護ステーション7などである．

登録患者数は，2015年1月現在で18,307名である．

3-3 医療連携の現状

（1）病院全体の医療連携の状況

病院全体では，直近年度の2014年度1年間を見ると月平均約48名の入院患者がある．入院ルート別にみると，自宅（直接入院）が30.7%，法人内が6.0%，法人外からが63.3%である．過去5年間（2009〜2013年）では，診療所からの紹介はほとんどなく，ほぼ全てが急性期病院からの紹介である．市立函館病院からの入院患者が最も多く，22.5%を占めている．次に函館中央病院であり，18.4%である（**図表Ⅶ-18**）．

退院患者については，総数の86.5%が「自宅等」に退院しており（法人内老健は強化型ゆえ当時は「自宅等」の扱い），自宅に限った復帰率は，2014年度には50%以上を保っている．多い月には76.7%に達した．介護施設等も含めた在宅復帰率は，66〜85%の間を推移している．

紹介患者が多い市立函館病院，函館中央病院との連携に向けた取り組みとしては，回診を相互の医師で行っていることである．市立函館病院については，2007年頃から連携パス開始時に合わせて整形外科医の相互回診を開始し，現在でも市立函館病院からの転院患者への回診を毎週土曜日に行っている．また，当院のMSWやリハビリテーション療法士が毎週火曜日に市立函館病院に赴き，整形外科医の回診に随行している．毎週水曜日には，当院の医師が市立函館病院の脳外科・神経内科の回診に随行する．

函館中央病院からの派遣医師による外来診療も行っており，1回当たり5万円の日当を支払っている．

2009〜2014年度までの主な医療機関ごとの紹介患者数の推移は**図表Ⅶ-19**のとおりである．市立函館病院からの紹介数が減少傾向にあるが，これは同院の脳外科医師数が減少したことによる手術数減少などの影響を受けている．

近年の傾向として，入院患者，外来患者ともに，これまでより遠方からの来院が目立つようになってきている（**図表Ⅶ-20**）．2009年と2014年の患者住所別人数を割合で比較すると，入院患者については，当院近隣の西部地区が46%から

図表Ⅶ-18　病院全体の入退院ルート（2014 年 4 月～2015 年 3 月）

合計			入院数		退院数	
			570	総数に占める割合（%）	490[※1]	総数に占める割合（%）
自宅[※2]			175	30.7	287	58.6
法人内			34	6.0	59	12.0
	（内訳）	老健「ゆとりろ」	28	4.9	46	9.4
		ケアハウス「菜の花」	2	0.4	5	1.0
		グループホーム「秋桜」	3	0.5	7	1.4
		グループホーム「なでしこ」	1	0.2	1	0.2
法人外	病院		328	57.5	66	13.5
	（内訳）	市立函館病院	128	22.5	10	2.0
		函館中央病院	105	18.4	12	2.5
		函館五稜郭病院	22	3.8	4	0.8
		A 病院	20	3.5	10	2.0
		C 病院	15	2.6	3	0.6
		その他	38	6.7	27	5.5
	診療所		21	3.7	2	0.4
	介護施設		12	2.1	76	15.5

※1　死亡退院を除く
※2　「自宅」は入院においては外来の予約入院・即日入院等の直接入院，退院先としては自宅とショートステイを示す．

図表Ⅶ-19　主な医療機関ごとの紹介患者数推移

	医療機関名	2009 年	2010 年	2011 年	2012 年	2013 年	2014 年	計（人）
病院	市立函館病院	181	176	194	165	149	128	993
	函館中央病院	80	77	65	81	94	105	502
	函館五稜郭病院	15	21	29	25	22	22	134
	A 病院	10	13	16	16	20	20	95
	C 病院	16	17	9	13	18	15	88
	D 病院	13	22	7	13	8	4	67
	その他	30	34	32	32	20	34	182
診療所		7	6	8	16	8	21	66

114　Ⅶ章　ケース・スタディ——病床再編・医療連携・人事管理

図表Ⅶ-20　入院患者住所別の割合の変化（2009 年と 2014 年との比較）

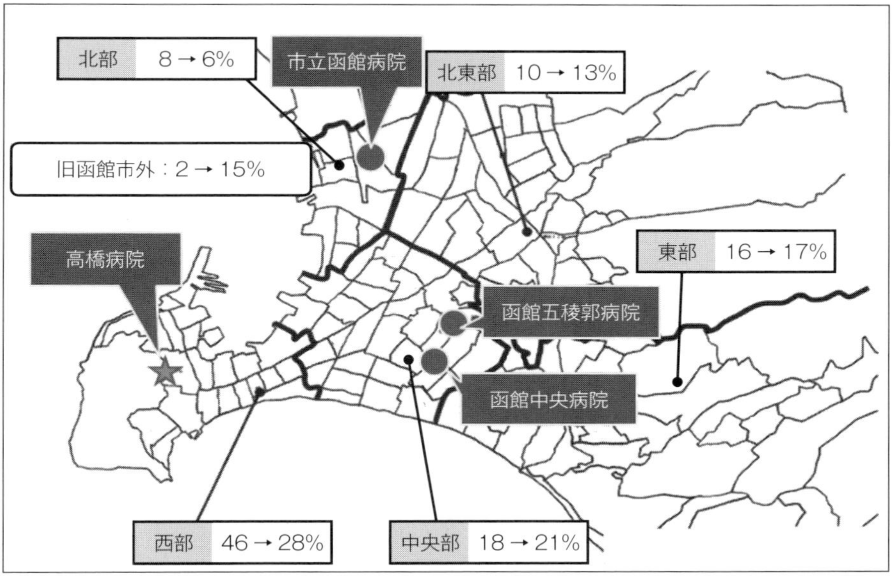

北部　8 → 6%

市立函館病院

北東部　10 → 13%

旧函館市外：2 → 15%

高橋病院

東部　16 → 17%

函館五稜郭病院

函館中央病院

西部　46 → 28%

中央部　18 → 21%

（高橋理事長資料をもとに主要な連携先病院を加筆して作成）

28%へと大きく減少したのに対し，旧函館市外[注11]が 2%から 15%へ，その他，中央部，北東部，東部ともに増加している．一方，外来患者については西部地区からの割合が 62%から 52%に減少しているが，それ以外の地区は微増・微減にとどまっている．

　このほか，入院患者の見舞いに来院する患者住所を分析したところ，当院からやや距離のある北東部から 9%，東部から 15%も来院していることがわかった．そこで，以前から行っている入退院（転院含む）時の患者送迎サービスに加えて，2011 年に患者の見舞い家族専用の送迎に，予約制のデマンドバスの運行を開始した．利用できる対象者は，当院医療保険病棟（3 階・4 階病棟）の入院患者の家族・親族であり，患者 1 名につき，主に介護を行っている家族 1 名までとなっており，

注11　2004 年 12 月 1 日に旧函館市と，旧函館市の東側に接していた戸井町・恵山町・椴法華村・南茅部町が合併し，新函館市となった．図表Ⅶ-20 上には旧函館市中心部のみが表示されている．2003 年時点で，旧 4 町村は旧函館市よりも高齢化率が高かった．また，山林が総面積の 70〜80%を占める地域である．

3　医療連携　　115

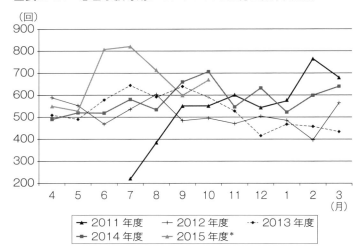

図表Ⅶ-21　患者家族専用デマンドバスの運行回数(年度別)

＊2015年度は10月まで

月平均500～600回程度利用されている(**図表Ⅶ-21**)．ちなみに，北東部と中央部の境目近辺には，回復期リハビリテーション病棟を有する病院が5病院ある．

(2) 病棟別の入退院の状況(図表Ⅶ-22～27)

■ 入院ルートの状況

3階病棟入院患者の5～6割程度が病院からの入院である．25％程度は自宅からの入院である．

急性期病院のうち市立函館病院・函館中央病院からの入院がかなりのウエイトを占めており，毎月20人程度の入院があり，全体の入院数に占める割合は3～4割程度である(**図表Ⅶ-22**)．4階病棟の入院は，3階からの転棟が中心であった．直接入院もある(**図表Ⅶ-23**)．5階病棟への入院は，ほぼ病院内の他病棟で占められる(**図表Ⅶ-24**)．

■ 退院先の状況

3階病棟からの退院(転棟含む)先としては，4階の回復期リハビリテーション病棟への転棟が最も多く，約3～4割を占める．他の病棟，また，老健「ゆとりろ」を含めた法人内での転棟・転院は，4～5割に上る．自宅への退院が次に多い(**図

図表Ⅶ-22　入院患者ルートの状況（3 階病棟）

			2014 年 6 月 （一般 44 床， 亜急性期 15 床）		2015 年 4 月 （一般 40 床， 地域包括 19 床）	
		合計	51	割合（%）	57	割合（%）
自宅			14	27.5	15	27.0
法人内	転棟		4	7.8	10	17.5
	（内訳） 4 階病棟		1	2.0	2	3.5
	5 階病棟		2	3.9	2	3.5
	他施設（老健「ゆとりろ」）		1	2.0	6	10.5
法人外	病院		29	58.7	31	55.0
	（内訳） 市立函館病院		11	21.6	10	17.5
	函館中央病院		10	19.6	9	15.8
	A 病院		3	5.9	3	5.3
	函館五稜郭病院		1	2.0	2	3.5
	C 病院		1	2.0	1	1.8
	D 病院		1	2.0	1	1.8
	E 病院		1	2.0	3	5.3
	F 病院		0	0.0	1	1.8
	その他		1	2.0	1	1.8
	診療所		0	0.0	0	0.0
	介護施設		4	7.8	1	18
	（内訳） 特養		1	2.0	0	0.0
	老健		1	2.0	0	0.0
	有料老人ホーム		1	2.0	1	1.8
	高齢者下宿		1	2.0	0	0.0

※「割合」は総数に対する割合を示す（以下同じ）.

図表Ⅶ-23　入院患者ルートの状況(4 階病棟:回復期リハビリテーション 60 床)

		2014 年 6 月		2015 年 4 月	
	合計	24	割合(%)	19	割合(%)
自宅		0	0.0	0	0.0
法人内	転棟(3 階病棟)	19	79.2	19	100.0
法人外	病院	5	20.8	0	0.0
	(内訳) G 病院	2	8.3	0	0.0
	函館中央病院	1	4.2	0	0.0
	函館五稜郭病院	1	4.2	0	0.0
	C 病院	1	4.2	0	0.0
	診療所	0	0.0	0	0.0

図表Ⅶ-24　入院患者ルートの状況(5 階病棟:介護療養 60 床)

		2014 年 6 月		2015 年 4 月	
	合計	8	割合(%)	8	割合(%)
自宅		0	0.0	0	0.0
法人内	転棟	7	87.5	8	100.0
	(内訳) 3 階病棟	6	75.0	7	87.5
	4 階病棟	1	12.5	1	13.0
法人外	病院	1	12.5	0	0.0
	(内訳) H 病院	1	12.5	0	0.0
	診療所	0	0.0	0	0.0

表Ⅶ-25).

4 階病棟の退院先としては自宅が最も多く,6 割前後を占める(**図表Ⅶ-26**).

5 階病棟の退院は,単月では 5 名前後と少なく,死亡退院と転棟が中心である(**図表Ⅶ-27**).

(3) 法人内連携

当法人では,「つながるケア・つながるリハ」をミッションに掲げており,法人

図表Ⅶ-25　退院先（3階病棟）

		合計	2014年6月 （一般44床, 亜急性期15床） 59	割合(%)	2015年4月 （一般40床, 地域包括19床） 50	割合(%)
自宅			15	25.4	9	18.0
死亡			5	8.5	6	12.0
法人内	転棟		28	47.5	28	56.0
	（内訳）4階病棟		19	32.2	19	38.0
	5階病棟		6	11.0	7	14.0
	他施設（老健「ゆとりろ」）		3	5.1	2	4.0
法人外	病院		6	10.1	3	6.0
	（内訳）市立函館病院		2	3.4	2	4.0
	A病院		2	3.4	0	0.0
	函館中央病院		1	1.7	0	0.0
	函館五稜郭病院		1	1.7	1	2.0
	診療所		0	0.0	0	0.0
	介護老人保健施設		1	1.7	0	0.0
	介護老人福祉施設		2	3.4	0	0.0
	社会福祉施設・有料老人ホーム		2	3.4	4	8.0
	（内訳）有料老人ホーム		2	3.4	2	4.0
	グループホーム		0	0.0	1	2.0
	ケアハウス		0	0.0	1	2.0

内での連携も意識している（**図表Ⅶ-28**）．前出のとおり，ほぼ全ての患者は一般病棟である3階病棟にまず入院しているが，その後の患者フローとしては，回復期リハビリテーション病棟への転棟や自宅への復帰が主である．回復期病棟からは，患者の状態等に応じて，軽症であれば法人内の老健に転棟するなどして，介護保険も含めたトータルでのリハビリテーションを提供している．

　当院ではリハビリテーションの継続性を担保するため，リハビリテーションを必要とする患者に対し，継続介入ができるようにフローを作成している（**図表**

3 医療連携　119

図表Ⅶ-26　退院先（4 階病棟：回復期リハビリテーション 60 床）

		2014 年 6 月		2015 年 4 月	
	合計	18	割合（%）	23	割合（%）
自宅		10	55.6	15	65.2
死亡		0	0.0	0	0.0
法人内	転棟	2	11.2	5	21.7
	（内訳）3 階病棟	1	5.6	2	8.7
	5 階病棟	1	5.6	1	4.3
	他施設（老健「ゆとりろ」）	0	0.0	2	8.7
法人外	病院	4	22.2	0	0.0
	（内訳）函館中央病院	2	11.1	0	0.0
	B 病院	1	5.6	0	0.0
	G 病院	1	5.6	0	0.0
	診療所	0	0.0	0	0.0
	介護老人保健施設	0	0.0	0	0.0
	介護老人福祉施設	1	5.6	0	0.0
	社会福祉施設・有料老人ホーム	1	5.6	3	13.0
	（内訳）有料老人ホーム	0	0.0	1	4.3
	グループホーム	1	5.6	2	8.7
	ケアハウス	0	0.0	0	0.0

図表Ⅶ-27　退院先（5 階病棟：介護療養 60 床）

		2014 年 6 月		2015 年 4 月	
	合計	5	割合（%）	5	割合（%）
自宅		0	0.0	0	0.0
死亡		1	20.0	3	60.0
法人内	転棟（3 階病棟）	2	40.0	2	40.0
法人外	病院	2	40.0	0	0.0
	（内訳）函館中央病院	1	20.0	0	0.0
	H 病院	1	20.0	0	0.0
	診療所	0	0.0	0	0.0
	介護老人保健施設	0	0.0	0	0.0
	介護老人福祉施設	0	0.0	0	0.0
	社会福祉施設・有料老人ホーム	0	0.0	0	0.0

図表Ⅶ-28 患者の流れから見た法人内連携(概念図)

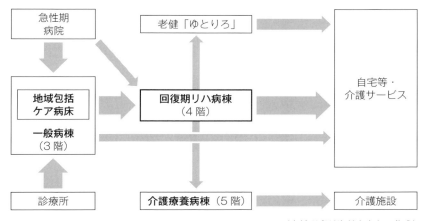

(高橋理事長資料をもとに作成)

Ⅶ-29)．2014年には当院入院患者のうち421名にリハビリテーションを実施した．退院後，外来リハビリテーション，通所リハビリテーション，退院後訪問リハビリテーションへつなげた患者数はそれぞれ26名，14名，15名であった．

また，2013年から法人内の摂食嚥下チームを創設し，摂食嚥下機能に支障をきたしている患者に対して支援を行っている．歯科衛生士・管理栄養士・言語聴覚士それぞれの職種が専門性を活かし，施設職員と問題点の解決に取り組んでおり，これにより患者のQOL向上を目指している．今後徐々に法人全体に広げていく予定である．

在宅復帰に向けた取り組みとして，2008年，在宅復帰支援フロア「ふれあいルームすずらん」(**図表Ⅶ-30**)を設置し，地域に戻るための社会参加用の場を提供している．3名のコンシェルジュが配置されている．2015年4月30日には，利用者数5,000名を達成した．

図表Ⅶ-29 法人内連携のフローチャート（脳血管疾患）

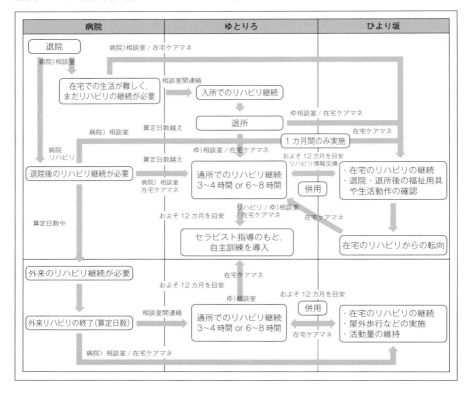

図表Ⅶ-30 「ふれあいルームすずらん」の活動概要

時間	平日13時45分～14時35分，14時50分～15時35分（2部構成）
人数	1回の利用定員4名（1日8名）
内容	レクリエーション（手工芸・趣味・ゲーム・音楽鑑賞・カラオケ）
対象患者	回復期リハビリテーション病棟入院患者が中心
選出方法	病棟看護師・セラピストが選出．入院時にMSWがすずらんパンフレットを配布．患者自身，家族からの参加希望も可能．
その他	事前に電子カルテより，患者のADLなどを確認し，レクリエーション時，趣味・生活史など聞き取りした内容をタブレット端末により「ぱるな」へ入力し，病棟職員，すずらん職員間で情報共有している．サービスの一環として活動風景を撮影し写真を退院時にプレゼントするサービスを行っているほか，週1回リハビリテーション療法士も加わり診療報酬の請求も行っている．

3-4 IT 戦略

（1）IT システム開発の全体像

　理事長は，函館市が全国に先駆けて高齢化・人口減少の進んだ地域であったこともあって，医療提供体制の機能分化と役割分担の時代が来ると時代を先読みしていた．地域全体で患者・住民への安心・安全を提供することが必要であり，「病院完結型」から「地域完結型」の医療提供体制へ移行するためには，情報共有手段の確立が必須であると考えた．

　開発に当たっては地域包括ケアシステムを見据えて，その構築のために，患者・利用者のデータはどのようなものが収集可能か，そしてどんな情報を関係職種でどの程度共有すべきかを常に意識している．

　理事長は，今後の連携ネットワークに整備すべきものは，地域全体で患者情報を把握可能とする"連携指標"の策定であると考えている．"医療の質"指標は存在するが，今後は医療・ケア・生活の質，安全，コストなど連携に重要な指標を設定して，その地区の生活環境といった地域特性を取り入れていくべきだと考えている．

　また，理事長は IT ネットワークシステムの開発に当たって，次の3点を意識している．①地域全体で共有できる「生涯カルテ」構築，②産学官民協働によるサービス創出，③ IT 化による組織づくり・人づくりである．

　当院での IT を活用したネットワークシステム開発の経緯は**図表Ⅶ-31** のとおりである．ID-Link 導入に先立ち，院内の IT 化の整備を進めていたが，その当時から理事長は，医療と介護双方にまたがるシステム開発が重要であると考えていた．2003 年の電子カルテシステム導入により，まずは院内での情報共有を行い，翌 2004 年にはベッドサイドシステムを稼働することにより，情報共有の範囲を入院患者まで広げた．続いて，2007 年の ID-Link 稼働により，市立函館病院をはじめとする他の医療機関・福祉施設等との情報共有が実現した．

　2011 年には，情報共有範囲を患者・家族まで広げる「どこでも My Life」を稼働，2014 年に医療・介護・生活支援の一体型ソフトである「ぱるな」を開発し，地域包括ケアシステムにおける「医療」「介護」「生活支援・介護予防」がカバーされることになった．

　以降，各システムにおいて，どのような関係者とどういった種類の情報を共有するかを中心に整理する．

3 医療連携 123

図表Ⅶ-31　ITを活用したネットワークシステム開発の沿革と目的

年次	目的	導入・開発したシステム等の沿革
2003年	病院内全職員との情報共有(医療者間)	電子カルテシステム導入．介護保険とのミックスは全国初
2004年	患者への情報提供(一方向)	ベッドサイドシステム稼働，電子カルテとの連動は全国初
2007年	他医療機関・福祉施設・在宅サービス事業所との情報共有	ID-Link本稼働．全国から見学病院が多数来訪
2011年		7月，患者・家族参加型生活支援システム「どこでもMy Life」稼働
2014年	患者・家族参加型システム(双方向)	「医療・介護・生活支援の一体型ソフトPersonal Network ぱるな」導入

（2）ID-Link

　当ネットワークシステムは，インターネットVPNを利用して患者の診療情報を双方向で共有し，良質な医療に寄与することを目的として開発された．当システムによって閲覧できる情報種は，**図表Ⅶ-32**のとおりである．閲覧可能な項目は，処方・注射内容，採血検査データ，MRI・CT・エコー・内視鏡などの各種画像情報，退院時要約・看護要約や読影レポートなどの文書類である．電子カルテを持たない診療所や在宅サービス事業所でも，デジタル証明書をインストールすることにより，インターネット回線で閲覧が可能である．院内には，電子カルテ画面にID-Linkの情報にアクセスするボタンが組み込まれており，患者カルテ画面から直接クリックして起動する．なお，電子カルテシステムそのものの立ち上げには静紋(指静脈認証システム)による認証が必要である．

　電子カルテ画面は，横軸に日付，縦軸には「処方」「注射」といった診療行為が並んでいる．医療機関ごとにアイコンが色分けされ，一覧性に工夫を施し，使いやすい構成となっている．**図表Ⅶ-32**では，「期間」のうち左半分が市立函館病院，右半分が当院での入院期間である．このような情報を他院の共有で閲覧できるため，例えば重複した薬剤投与がないかなどのチェックも一目瞭然であり，医療安全にも寄与している．

　いわば他院の電子カルテが当院で閲覧できるようになっているうえ，活用場面として，入退院会議などにおいて事前情報確認(薬剤・検査・画像)を閲覧し，それにより病棟や外来で入院前オーダーを出すことが可能になっている．

図表Ⅶ-32　ID-Linkによって共有できる情報種

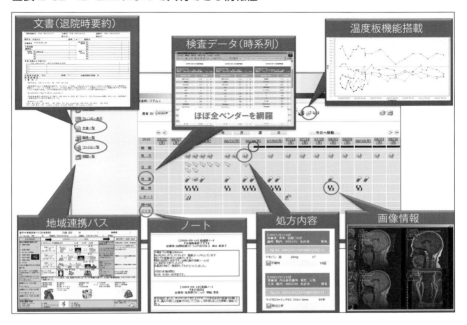

　ID-Linkのメリットとしては，他院施行の検査・画像情報の入手ができるので臨床指標の経時的変化を追えるため患者状態の変化が比較可能であること，また，見られることを意識した診療記録の記載が行われるようになるなど，医療の質向上に寄与している．

　また，法人内介護施設等との連携にも活用できている．老健「ゆとりろ」側で文書やファイル情報の把握・変更が可能であり，法人のケアマネジャーに対しては，入院中・退院後の方向性を決めるうえでインフォームドコンセントの内容などを事前にID-Linkにて情報提供することが可能である．

　ID-Linkは，閲覧側に電子カルテやオーダリングがなくても，ノート機能によりシステムの利用が可能である．法人外の介護保険施設，診療所，居宅サービス事業所なども，閲覧する側は導入費・維持費とも無料であるため，連携先のさまざまな機関との情報共有が進んでいる．

　当法人における延べ利用者数は，2015年4月7日現在で，3,134名，うち高橋

病院が 2,416 名, 老健「ゆとりろ」487 名である.

(3) どこでも My Life

ID-Link は情報発生源が電子カルテ・オーダエントリシステムのため, 医師以外の情報発信は現時点では限られており, 在宅まで見据えた医療連携には, これだけでは十分とはいえない.

「どこでも My Life」は, 見守りにかかわる多職種間で, スマートフォン・デジタルペンなどの IT 機器を用いて在宅高齢者の日常生活活動度(ADL)の共有を行い, 生活不活発病を迅速に発見し適切なケア・リハビリテーションの導入へ結びつける目的で開発された(**図表Ⅶ-33**). 血圧計, 体重計, 血糖値計などの測定機器をブルートゥースで接続, ゲートウェイサーバーを介して, データセンターにデータをメール形式で送信する. また, デジタルペンで患者・利用者が痛みの状態など体調の情報を入力すると, 電話回線を経由してデータセンターにデータが届く仕組みである. タブレット端末で撮影した患者・利用者の褥瘡の画像を, 医療・介護の関係職種で共有することも可能である.

生活不活発病早期発見ツールとしては, 国際生活機能分類(ICF)[注12] に準拠した「全老健版ケアマネジメント方式 R4」[注13] の A3 アセスメントを用い, 利用者の ADL を, 患者・家族も含めて, いつでもどこでも誰でも評価できるようになっている(**図表Ⅶ-34**). すなわち, 患者・家族自身も評価できるように簡易化・可視化されている.

「どこでも My Life」の登録者数は, 2015 年 4 月現在で 1,795 名(利用者 1,368 名, 職員 427 名)である. なお, 現在は, 後述する「ぱるな」に機能移行している.

情報共有デバイスとしてのスマートフォンやタブレットなどのモバイル端末を利用し, 病棟・外来・訪問看護師, ケアマネジャー, 訪問介護員らが「している ADL」を, 病棟・訪問リハビリテーション・通所リハビリテーションなどのリハビリテーション療法士が「できる ADL」を評価し, 時系列で可視化・グラフ化されたデータをもとに, カンファレンス, 在宅サービス担当者会議等でケアプランの

注12　ICF(International Classification of Functioning, Disability and Health：国際生活機能分類)とは, WHO が 2001 年に採択した, 障害に関する国際的な分類を指す. ICF の目的は健康状況と健康関連状況を記述するための, 統一的で標準的な言語と概念的枠組みを提供することである.
注13　公益社団法人全国老人保健施設が介護老人保健施設でのケアを老健の理念に適ったものにするべく開発されたもので, ケアの実施の在り方や利用者評価(ICF Staging)やモニタリングの仕方はいかにあるべきなのかなどが盛り込まれたアセスメント方式.

図表Ⅶ-33 どこでも My Life 概念図

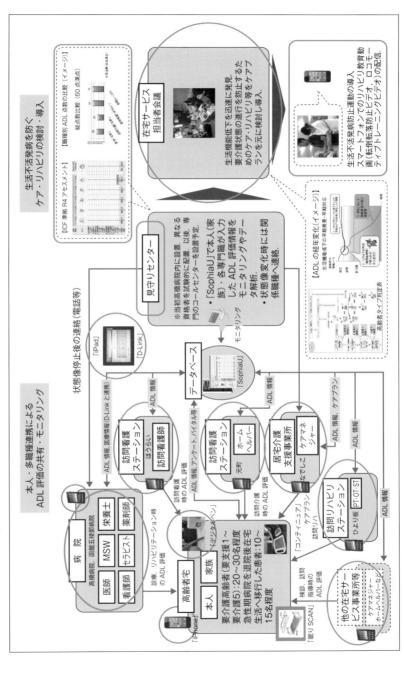

本人（家族）、医療・介護等に携わる多職種間で、スマートフォン・タブレット・デジタルペンなどを用いて、在宅高齢者のADL情報の共有を行い、生活不活発病を迅速に発見し適切なケア・リハビリの導入へ結びつける。

3 医療連携　127

図表Ⅶ-34 ICF ステージング時系列推移

日付	2012/04/13(金)	2012/05/14(月)	2012/06/12(火)	2012/04/13(金)	2012/04/13(金)
種別	している ADL	している ADL	している ADL	できる ADL	最新/初回「している」
グラフ					
2. 基本動作	4 移乗	4 移乗	4 移乗	4 移乗	4 移乗
3a. 歩行	2 移動	2 移動	2 移動	3 歩行	2 移動
4a. 認知 ori	5 年月日	5 年月日	5 年月日	5 年月日	5 年月日
4b. 認知 com	5 人間関係	5 人間関係	5 人間関係	5 人間関係	5 人間関係
4c. 認知精神	5 時間管理	5 時間管理	5 時間管理	5 時間管理	5 時間管理
4d.A 群	0	0	0	0	0
4d.B 群	0	0	0	0	0
5a. 嚥下	5 咀断	5 咀断	5 咀断	5 咀断	5 咀断
5b. 食事動作	5 食べる	5 食べる	5 食べる	5 食べる	5 食べる
6a. 排泄動作	4 ズボン	3 移乗	3 移乗	5 後始末	4 ズボン
7a. 入浴動作	3 座位保持	3 座位保持	3 座位保持	3 座位保持	3 座位保持
8a. 口腔ケア	5 口腔ケア	5 口腔ケア	5 口腔ケア	5 口腔ケア	5 口腔ケア
8b. 整容	4 髭剃りスキンケア 整髪	4 髭剃りスキンケア 整髪	4 髭剃りスキンケア 整髪	4 髭剃りスキンケア 整髪	4 髭剃りスキンケア 整髪
8c. 衣服	5 衣類の整え	3 ボタン	5 衣類の整え	5 衣類の整え	5 衣類の整え
合計	52	49	51	54	52
高齢者タイプ	I3	I3	I3	B4	I3
備考	本院 4 階退院時 入力者看護師	退院後 高橋外来 家族実施	退院後 高橋外来 家族実施	本院 4 階退院時 入力者 PT	本院 4 階退院時 入力者看護師

内容変更や介入方法の検討を行っている．

　多職種で「している ADL」の認識を統一し，その上で「できる ADL」へ近づけるための検討を行うことにより，結果としてチーム全体の質向上につながっている．また，退院後「している ADL」を患者や家族にも紙媒体で評価・記入をしてもらい，外来受診時に持参してもらうことで，ADL 低下の予防を図っている．また，急性疾患発症時に，発症前の ADL を病棟で把握しやすくなり，治療・ケア計画に役立っている．

　「どこでも My Life」では，外来患者がモバイル端末を利用することで参加型医療を担っている．

　一例を挙げると，インスリン治療を行っている糖尿病患者が，自身のスマートフォンを使って自己測定した血糖値や体調の変化などを入力し，グラフ化されたデータを医師・看護師が確認することで，日々の低血糖発作予防に役立てている．

　在宅でがん治療を行っている患者に対しては，デジタルペンを用いた「がん痛み日記」を活用している．専用紙（**図表Ⅶ-35**）に「痛みの強さ」「気持ちのつらさ」などをチェックすると，自動でデータが見守りセンターに送信・保存される．デジタル化された記載データはグラフ化された，往診医師や訪問看護師が経時的変化を追うことにより，次回訪問までの間の状況把握ができ，訪問看護師にとっては心理的支援やケアの参考ともなっている．

（4）ぱるな

　「Personal network ぱるな」は，地域包括ケアシステムの実現を支援するという理念の下に開発された．利用者本人の通信機器を通じて，"生活史"つまり健康・医療・介護を含む利用者の一生を包括する全ての記録を利用者がコントロールできるウェブアプリケーションソフトである（**図表Ⅶ-36，37**）．

　開発の目的は，どこに住んでいても，その人にとって適切な医療・介護・生活支援サービスが受けられること，自立支援・外向き志向により，在宅生活力を高めると同時に生きがいと役割創出を図れることである．エヌ・デーソフトウエア株式会社との共同開発を行い，2013 年 10 月に全国で販売が開始された．「ぱるな」の利用者は，2015 年 4 月時点で，1,646 名（利用者 1,176 名，職員 470 名）である．

　開発のコンセプトは次の 5 点である．①地域包括ケアシステムを基盤とする，②自助・互助を基本とする，③「どこでも My 病院」構想に沿う，④ ICF（国際生活機能分類）を活用する，⑤生活力を高める（生きがいと役割創出を図る，ADL 拡

図表Ⅶ-35　がん痛み日記の専用記入用紙

〜本日の身体の調子について教えてください〜　　□□月□□日（　　曜日）

| 定期の痛みどめ | 朝 | □ 飲んだ | □ 飲まない | □ 処方なし |
| | 夕 | □ 飲んだ | □ 飲まない | □ 処方なし |

弱い　　該当する数字にチェックをつけてください ☑　　　　強い
0　　　　　　　　　　　　　　　　　　　　　　　　　　　　　　　　5

痛みの強さ	一番強い時	0	1	2	3	4	5
		何時頃ですか？　□□時　□□分					
	一番弱い時	0	1	2	3	4	5
	痛みの平均	0	1	2	3	4	5
気持ちのつらさ		0	1	2	3	4	5

臨時の痛みどめ　　服用時にチェックをつけてください ☑

	0時	1時	2時	3時	4時	5時	6時	7時	8時	9時	10時	11時
0分	□	□	□	□	□	□	□	□	□	□	□	□
30分	□	□	□	□	□	□	□	□	□	□	□	□

	12時	13時	14時	15時	16時	17時	18時	19時	20時	21時	22時	23時
0分	□	□	□	□	□	□	□	□	□	□	□	□
30分	□	□	□	□	□	□	□	□	□	□	□	□

吐き気	□ ない	□ 少し	□ 吐いた　（　　）回	
便は出ましたか？	□ 出た（　　）回	□ 出たがすっきりしない	□ 出ない
便のかたさ	□ ふつう	□ かたい	□ やわらかい	□ 下痢
眠気	□ ない	□ 少し	□ 強い	

測定時刻 □□時 □□分　　血圧 □□□／□□□ mmHg　脈拍 □□□回／分
※2回以上測定した場合は，自由記載欄に記載して下さい。　　体温 □□□℃　体重 □□□kg　Spo2 □□□%

そのほかご自由にお書きください

氏名　　　　　　　　　　　　☆最後に ✉ チェックしてください 送信✉

図表Ⅶ-36　患者・家族の閲覧画面　　図表Ⅶ-37　医療従事者の閲覧画面

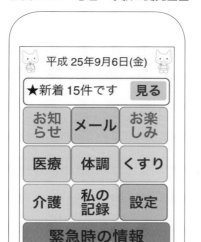
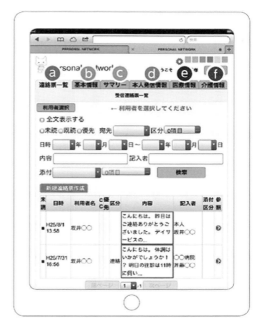

大を支援する，ITをITと意識させない）．

■ 利用者の利点

　利用者の日常のバイタル情報・アレルギー・禁忌情報の管理や，現病歴・既往歴・かかりつけ医の登録ができる．また，医療機関や介護事業所からの介護指導の内容が確認できる．ICFに準拠したADL指標を基に，本人や家族によるアセスメントの実施が可能である．

　また，緊急時には必要な情報を医療機関に提供することができ，毎日の健康状況を登録することによって，本人や家族に確認をしてもらうことにもつながっていく．

■ 医療・介護従事者側の利点

　電話のように相手の都合を気にする必要がなく，いつでもどこでも連絡が可能であり，登録した内容が必要な機能（処方・利用記録・介護指導）に反映されるため，連絡や入力を二度行う必要がなくなり作業軽減につながる．また，さまざま

な画像情報も共有可能である.

　患者が発信した情報をもとにすることによって，訪問前に患者の状況が一括管理できるうえ，日々のバイタル情報も確認できる．さらには，電子カルテの医療情報も参照可能である．加えて，緊急時や治療・介護が必要な際に，本人の基本情報や生い立ち，将来望むことなどを確認できる．

(5)医療連携への寄与

　IT構築が医療連携に寄与した点としては，情報の連携がスムーズになったことが挙げられる．退院先の診療所や介護施設がID-Linkを導入している場合は，電話やFAXなどによる患者の病状に関する問い合わせが減少したため，MSWにとってより効率的な連携を行うことが可能となった．

　また，リハビリテーションの質向上に加え，ITネットワークシステムの構築・導入を先駆的に行ったことで，当院の副院長が道南回復期リハビリテーション病棟協議会の会長となったこと，回復期側の医療機関が当院に集まり連携に関する情報交換の場となったことなどにより，地域の医療機関との連携強化につながった．今後，他地区展開事例も含め，「ぱるな」の活用は地域包括ケアシステムの情報ツールとして，QOL・QODも含め在宅医療・介護の現場にとって，よりいっそうの情報連携強化支援システムになると考えられている．

(6)今後の課題：診療所との連携強化

　2006年に回復期リハビリテーション病棟を開設した際，地域の診療所からの患者紹介が重要と考え，理事長と事務長で広報を兼ねて挨拶回りを行ったが，当時は診療所側に，回復期リハビリテーション病棟のイメージについて理解があるとはいえず，あまり成果が挙がらなかった．

　2012年頃にも，患者紹介を急性期病院にのみ依存するのではなく，診療所からどう紹介してもらえるか院内でも検討を行った．看護部としては，夜間入院に関して1日1名程度であれば対応可能であるとのことであったが，その後，診療所からの紹介入院はまだ十分とはいえない．外来患者のなかにも，当院でそのままリハビリテーションを受けたという患者もおり，地域の診療所などから安定的に入院患者を確保することが今後の課題である．

4 | 人事管理

4-1 明確な経営戦略

（1）"老人病院"体質からの脱却―老健開設を機に徐々に新陳代謝

　当法人では，1998年の老健の開設に当たり事務職員を多数採用し，法人全体の事務職員数は老健開設前より10%ほど増員となった．さらに，2001年頃から，課長級職員が定年退職を迎える時期となり，これと時期を同じくして，老健から優秀な事務職員を当院に異動させるなどして，徐々に新陳代謝を行っていった．このように，病院単体では限りのある人員の入れ替えについて，法人全体の多角的事業展開の機会を活用し，人事ローテーションの形を取りつつ，人材のスムーズな新陳代謝を図っていった．新規事業を人材のインキュベーターとして活用することによって，新しい職員を採用し，理事長の理念が徐々に浸透するような人事管理を行うことができた．

（2）経営幹部に医療職を抜擢

　当法人では，前述のとおり法人のIT戦略を担う法人情報システム室長に，当院の勤務経験がある看護師の滝沢礼子氏を抜擢した．理事長は，IT戦略を機能させるに当たって，その推進に当たる責任者は現場との折衝ができなければならず，そのために医療職が最適であったと考えたからであり，その結果，当法人のIT戦略推進において，事務方と現場が有機的に連動できている．

（3）ベンチマークとなる事業展開による職員のモチベーション向上への効果

　理事長は，当院の戦略をリハビリテーション医療に据え，入院から退院・在宅での生活までの円滑な支援のため，利用者目線に立った病院経営，IT戦略を重視していった．2003年に導入した電子カルテシステムは，全国で初めての介護保険とのミックス型であったため，全国の病院から注目を浴び，見学者が多数来訪することとなった（**図表Ⅶ-38**）．

　理事長はITを軸として，当院が他院や行政から参考とされるベンチマーク的存在となることを目指した．当法人の取り組みは，さまざまな病院，行政，企業や研究者から着目され，職員のモチベーション向上に大きく寄与している．また，行政や外部企業との接点により，職員に新たな活躍の場を提供できている．

4 人事管理　133

滝沢礼子氏のキャリア

　滝沢氏の当院でのキャリアは，1992年に現理事長と同期で入職したことにより始まる．1996年まで当院に勤務し，単科病院で経験を積みたいという思いから転職するが，高橋病院で学んだケアミックスの看護が他の病院でも通用すると改めて実感し，離職後も理事長はじめ当院の関係者とコンタクトがあった．かねてより現理事長よりリーダーシップが評価されていたことから，1999年10月に当院に病棟主任として復職した．復職後，病棟で看護師として勤務しつつ診療録管理委員会の責任者などを務め，業務改善とともに病棟から離れるのは1年間だけという約束で電子カルテ導入に取り組んだ．その後，2002年冬には電子カルテ準備室に配属，2003年5月に電子カルテ管理室長に任命されて以降，病院に加え，法人全体のIT戦略を中核的に担っていくことになる．

　2012年の地域包括ケアシステム支援ソフト「ぱるな」開発の際には，看護師としての経験から，在宅での患者の療養の様子や，家族との関わりなど利用者側の視点を反映させ，関係者が運用しやすいシステムの構築に貢献した．

　滝沢氏としても自らの経験を活かしながら新たな分野でチャレンジし，全国のさまざまな病院や研究者，企業の関係者と接する中で自院の立ち位置を確認することができ，仕事へのモチベーションを高めることができたという．現在，滝沢氏は，全国でITを活用した医療・介護連携についての講演を数多く行うなど，幅広く活躍をしている．

　また，2015年6月より法人の理事に就任し，法人運営にも携わっている．

このような先進的な取り組みを行政に提案することで，委託事業等として認められ，予算・補助金を獲得していく姿勢を持つことや，実際の補助金獲得に向けた交渉・調整を行う経験なども，法人の人材育成に寄与している．

　さらには，IT活用やリハビリテーション医療への特化などがNHKなどのメディアに取り上げられることで，採用にもプラスに働いている．

4-2　改革の経緯

（1）当院における人事管理の特徴

　当法人は，まず病院の基礎を固めたうえで，法人として介護事業を立ち上げたこと，および国家公務員の給与体系を参考にした体系を全ての事業に統一して適用していることが特徴である．さらには，多角経営のメリットを活かし，医師を除く職種に関しては，法人内において人事異動が行われているのが特徴である．医療職において「つながるリハ・つながるケア」という理念をもとにリハビリテーションの継続性から，異動や出向が行われている．

図表Ⅶ-38　外部団体・企業などとの接点(抜粋)

年次	概要
2003 年	電子カルテシステム導入．介護保険とのミックスは全国初であり，全国区となり見学病院が多数来訪した．全日本病院協会とのつながりも生まれた
2004 年	全日本病院協会 業務フローモデル研究の全国 5 病院の一つに選ばれた 理事長 MI·RA·Is ユーザーフォーラムの会長に就任 滝沢氏が同フォーラム役員に就任 ベッドサイドシステム稼働，電子カルテとの連動は全国初
2006 年	通称「熊本・函館プロジェクト」*に参画 ＊厚生労働省老健局国庫補助金(2007 年)「地域における医療・介護資源の連携状況の効果的把握方法に関する調査研究事業(国際医療福祉大学)」
2007 年	ID-Link 本稼働．全国から見学病院が多数来訪
2008 年	パラマウントベッドと「眠り SCAN」の共同開発 経済産業省 北海道 IT 経営貢献賞受賞，IT 経営認定実践組織に選ばれる(ID-Link)
2009 年	北海道 IT 経営貢献賞を 2 年連続で受賞(ベッドサイドシステム)
2010 年	内閣官房 IT 担当室タスクフォース参加
2011 年	経済産業省「IT を活用した医療・介護周辺サービス産業創出調査事業」を病院単独で採択される．「地域見守りサービス事業」の実証実験を行う NTT との共同研究開始
2012 年	インテルから機器提供を受ける
2013 年	NHK「おはよう日本」取材を受け，10 月全国放送(2011 年より民放含め 3 度の全国放送)

(2) 人事制度改革について

　現理事長が副院長に就任した頃から人事制度改革にも着手した．外部アドバイザーとして拓銀総研(当時)に助言を受けながら，1997 年には，国家公務員給与体系を参考に法人の俸給表を作成した．その後，1999 年には医師を除く職種のモデル賃金を作成し，さらには職能給制度の導入を試みたものの，労働組合の合意が得られず断念した．その後も，2015 年に至るまで俸給表の見直しや，評価と給与の連動などは実現ができていない(**図表Ⅶ-39**)．

　ただし，理事長が地道に信頼関係を構築してきたことにより，現在は，労働組合と経営の方向性を理解したうえでの話し合いができるようになっている．

　なお，1996 年の病床再編時にフルタイムパート職員として採用した介護職員

4 人事管理　135

図表Ⅶ-39　人事諸制度の改革の沿革

年月	沿革
1995 年	・年俸制の導入：事務次長（現事務長）の採用に当たり，前職給与を踏まえたうえで，事実上，事務長就任を前提とした年俸制の導入であった．なお，創設当初から医師は全員年俸制であった
1997 年	・新人事制度の構築に着手（拓銀総研の助言を受けた）． ・国家公務員体系を参考に法人の俸給表を作成．現在も同じ俸給表を使用
1999 年	・医師を除く職種別モデル賃金を作成 ・職能給制度導入を試みるが，労働組合との協議の結果，導入を断念．制度作成に当たっては元拓銀総研の顧問税理士の助言を受けた
2001 年	・介護職員の「契約職員制度」導入
2004 年	・能力開発制度の導入（「個人目標シート」の運用開始） ・年俸制の拡大
2015 年	・俸給表の見直し予定

（看護助手）については，その後，2001 年 7 月に雇用形態を変更し，月給制契約職員とした．この改定以前の雇用形態は，正職員とフルタイムパート職員の 2 種類しかなかったが，新たに月給制（賞与あり）の契約職員という形態を設けた．同契約職員形態について，2008 年に賞与を含む形に基本給を改め，2011 年 1 月には呼称を「準正職員」に改めた．

4-3　採用

（1）法人としての職員紹介制度

当法人では，2005 年に職員紹介制度を設けた（**図表Ⅶ-40**）．本制度は，人材が充足した 2008 年にいったん停止したが，2010 年より再開している．看護師の場合には，紹介者に採用後 3 カ月終了後に 10 万円，採用後 1 年経過後にさらに 10 万円を支払う制度となっている．また，採用から 3 カ月後には，採用した者にも 10 万円を支払う．なお，職員紹介により入職した職員が 1 年未満で退職する割合はそうでない場合に比べて低く，定着率が高い．

このうち，正職員紹介制度により入職した職員数は，**図表Ⅶ-41** のとおりである．

図表Ⅶ-40 職員紹介制度「利用申込書・紹介同意書」

職員紹介制度　利用申込書・紹介同意書

理事長　高橋　肇　殿

理事長	病院長	常務理事	法管室長	経理課長	総務課

紹介年月日　　　年　　　　月　　　　日

（甲）紹介者
氏　　　名　_____
部署・所属　_____
施　設　名　_____

（乙）紹介対象となる者の氏名・職種
氏　　　名　_____
部署・職種　_____
紹介施設　　_____
入社年月日　_____

（丙）紹介の事実を確認した者の氏名・職種
氏　　　名　_____
部署・職種　_____

社会医療法人高橋病院　職員紹介制度
・当法人における人員配置基準の維持、また、法人事業所における介護業務の維持、および法人の健全な運営を行うための人材を確保することを目的とし、職員の紹介により看護師、介護職員または言語聴覚士として採用され、一定期間を過不なく勤務した場合は、紹介料として試用期間（3ヶ月または6ヶ月）終了後に100,000円、採用後1年経過後に100,000円（合計200,000円）、を紹介者に支給します。また、紹介により採用となった職員には、採用時支度金として100,000円を試用期間終了後（3ヶ月または6ヶ月）経過後に支給します。

　（甲）は、社会医療法人高橋病院　職員紹介制度に基づき、（乙）を紹介致します。

（甲）_____㊞

　（乙）は、社会医療法人高橋病院　職員紹介制度に基づき（甲）に紹介された者であることを確認致しました。

（丙）_____㊞

※以下経理課使用欄
入社年月日：　　　　　　　年　　　月　　　日　　支給予定
入社後試用期間終了となる日：　年　　　月　　　日　　第1回目支給予定　　　　　年　　　月支給　給料日
入社後満1年到達となる日：　　年　　　月　　　日　　第2回目支給予定　　　　　年　　　月支給　給料日
　　　　　　　　　　　　　　　　　　　　　　　　　支給予定額（合計）

平成29年1月17日改定

社会医療法人　高橋病院

図表Ⅶ-41　職員紹介制度により入職した職員数（人）

職種	2012年	2013年	2014年	2015年
看護師	3	3	2	0
介護職員	0	0	2	2

(2) 医師の採用

　理事長は，医師の採用にあたって「名医より良医を」をコンセプトに据えている．当院の医師に求める資質として，当院の方針でもあるリハビリテーション医療に理解があること，チーム医療ができることが最低条件である．当直は常勤医師9人で行っているが，外部からの当直希望もあり，結果として当直は1人当たり月3回程度となっている．

　理事長のリーダーシップもあり，医師の間でも当院は風通しが良いと評されており，常勤医師の定着が図れている（インタビュー参照）．医師の退職は2010～2014年の5年間で1名のみである．2015年現在の理事長を除いた常勤医師9名の出身大学内訳は理事長の出身である北海道大学4名，弘前大学3名，札幌医科大学2名となっており，全員が国公立大学出身者である．特定の医局からの医師派遣は受けておらず，理事長のネットワークによって医師が入職してきている．

　現在は，整形外科の外来診療を担う医師とリハビリテーション医のみを募集している．募集方法は「北海道医報」への求人掲載や紹介会社の活用などである．

　医局の勉強会は月2回実施している．病院として支給する研修費は医師1人当たり年間30万円まで認めており，学会などで医師自身が発表した内容だけでなく，そこで得た最新情報なども医局会議で発表しフィードバックすることを求めている．

　著者の依頼により法人事業管理者が2012年に行ったインタビューの結果をまとめると以下のとおりである．

■ 志田副院長（呼吸器内科）68歳（2005年6月入職）

1. 当院に就職した理由
- 前病院での後輩医師が，当時，当院の医師が欠員になるという情報をもっていて，当院への入職を期待しているようだった．
- 就職以前に高橋病院を訪問したことがあり，きれいな病院であるという印象があった．
- 現理事長の赴任当時の活躍ぶりを新聞などで読んでいた．
- 当時の内科医師が，色々活躍していたことを知っていた，何かの機会にその医師の発表を聞いたことがある
- これらの要素から，他病院は選択肢として考えていなかった．

2. 何が励みとなるか
- いろいろなことで，職員の期待を受け，それにある程度答えられていること．

図表Ⅶ-42　看護師採用数（採用ルート別人数）

ルート	2010 年	2011 年	2012 年	2013 年	2014 年
ハローワーク	8	7	3	6	5
紹介会社	0	4	5	2	2
職員の紹介	0	0	3	3	2
奨学生	0	0	0	3	2
合計	8	11	11	14	11

- 年齢的にも全体としての能力低下は明らかだが，その中でも自分のできる分野や知識などが，少しずつ増えていること．
- この年齢でも仕事をし，対価として報酬をもらえること．

■ 吉田医長（呼吸器内科）46 歳（2011 年 4 月入職）

1. 当院に就職した理由
- 呼吸リハビリテーションが充実しているため．
2. 何が励みとなるか
- 患者の呼吸困難が改善すること．
- リハビリテーションのメンバーらが気持ちよく働いているのを見た時，励みになる．

（3）看護師の採用

　2010〜2014 年度における看護師の採用ルートは，ハローワーク 29 名（52.7％），紹介会社が 13 名（23.6％），職員の紹介が 8 名（14.5％），奨学生が 5 名（9.1％）であった．看護師紹介会社に対しては成功報酬として，2010〜2014 年の間に合計約 1,800 万円，年平均約 365 万円の紹介手数料を支払っている．

　なお，上記期間の採用ルート内訳は**図表Ⅶ-42** のとおりである．

　当院の入院基本料が 2008 年の 15 対 1 から 10 対 1（2011 年）に徐々に基準を上げていったため，看護師総数は増え，准看護師数が減っている．准看護師の減少理由は，退職ではなく，通信教育で看護師になるなどして置き換わったことによる．2008 年から奨学金制度を実施している（**図表Ⅶ-43**）．介護職員から准看護師へのキャリア・アップのための奨学金支給もある．過去 5 年間で介護職員から准看護師にキャリア・アップした職員は 1 名，准看護師から看護師は 3 名である．

4　人事管理　139

図表 Ⅶ-43　奨学金制度利用者数（看護学校進学年度別の人数）

年	2011	2012	2013	2014	2015
人数	4	3	3	2	2

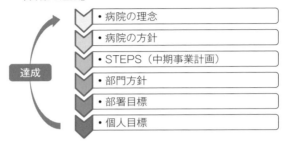

図表Ⅶ-44　目標管理の全体像

4-4 能力開発と評価

（1）法人全体の能力開発と評価体系

　当法人における目標管理の全体像は，**図表Ⅶ-44**のとおりである．病院の理念・方針から，個人目標までの「目標の連鎖」を重視している．さらには，目標管理を能力開発制度の一環と位置づけ，各人の目標設定・評価を確実に行うとともに，後述する異動希望なども把握することで適切な要員管理を実現できる仕組みを構築している．

　理念・方針実現においては，STEPS（中期事業計画）が重要な役割を果たしている．**図表Ⅶ-44**のように，一般の職員も何らかの形で中長期計画との関係性を持ち，経営に参画する意識を持てるような仕組みを構築している．

　各部門は，法人の戦略を踏まえて，各部署の「課業」を毎年見直しする．「課業」のイメージとして法人情報システム室を例示したものが**図表Ⅶ-45**である．法人情報システム室においては，業務が1～20まで設定されており，その「業務」を構成する具体的な業務内容が定義されている．

　課業表②は，課業表①の業務ごとに対応し，1枚のシートとなっている（**図表

図表Ⅶ-45　課業表① 職務基準（法人情報システム室：2014年4月1日現在）

<table>
<tr><td colspan="7" align="center">職務基準</td></tr>
<tr><td>No</td><td>業務</td><td>No</td><td>課業</td><td>No</td><td colspan="2">課業内容</td></tr>
</table>

No	業務	No	課業	No	課業内容
1	電子カルテハード面の運用・管理	1	セキュリティ管理	1	ウイルスソフトのアップデート日時確認
				2	システム室内における外部媒体利用時のアップデート
		2	機器配置	1	使用状況把握・評価
		3	障害対応（全端末クライアント・周辺機器：プリンタ・ラベルプリンタ・スキャナ・PDA）	1	現状分析
				2	要件把握
				3	状況に応じた対応
				4	必要時ベンダへの連絡

図表Ⅶ-46　課業表②（上記課業表①に対応する）

難易度 A	B	C	D	E	習熟度 1	2	3	4	5	6	7	8	9	職能要件（習得用件）知識・技能	具体的手段・方法
		イ						完							ウイルスソフトのアップデート日時確認　ウイルス氾濫時の手動アップデート
			ロ								独	完			機器の効率的使用・過不足に対する評価
		イ						完						システム全般状況判断	障害発生時は迅速に対応し，現場への負担を最小限度とする

Ⅶ-46）．習熟度欄に記載されている数値は等級を示している．1～3等級は「一般職能層」，4～6等級は「中間指導職能層」，7～9等級は「管理専門職能層」である．

　法人情報システム室の「課業」には，当法人における特徴がよく反映されており，項目20に「外部とのかかわり」が設定され，「MI・RA・Isユーザーフォーラム活動」や「病院見学受け入れ」が業務に組み込まれ，評価される形となっている．

　この「課業」は原則として大きく変更されることはないが，新しい事業戦略や環境変化などがあった際には，目標管理のプロセスの中で変更されることもある．

　前出のSTEPSの検討は，「企画会議」という会議体で行われる．同会議は当院の病院長（高橋理事長）直轄組織であり，構成員は当院の看護部長・薬局長・リハビリテーション室長と，老健「ゆとりろ」事務長のほか，法人情報システム室長の滝沢礼子氏，法人業務管理室長の福澤高廣氏である．STEPS策定から，個人目標

4　人事管理　　141

図表 Ⅶ-47　目標管理のスケジュール

時期	経営会議・企画会議	法人業務管理室	部署	個人
4月初旬	理事長がSTEPS公表 公表後，担当部署への 割り当て			
4月下旬		部署方針のとりま とめ	部署方針の作成と 提出 課業の見直しと個 人等級の見直し	
5月中旬	企画会議にて部署目標 を精査し，経営会議で 承認	部門目標のとりま とめ	部署目標の作成と 提出 個人への割り当て 課業と等級の通知	
5月下旬			経営会議で承認された部署目標を個 人目標に落とし込み，作成(難易度 自己評価) 目標面接の開始	
6月中旬		個人目標のとりま とめ	目標面接終了	
			進捗度について自 己評価	
9月下旬			中間面接終了	
1月中旬		強み弱み・部署目 標に対するヒアリ ング	部署目標を振り返 り強み弱みの洗い 出し(内部環境分 析の作成と提出)	
2月上旬	今年度STEPSの検証 次年度STEPSの立案			達成度，人事評価 について自己評価
3月上旬		個人目標の評価結 果のとりまとめ	人事評価・育成面 接の終了	
3月中旬	次年度STEPS(案)の 経営会議での承認			
3月下旬	法人総会にて次年度 STEPS(案)発表			

　の設定，評価までの年間スケジュールは**図表Ⅶ-47**のとおりである．

　毎年4月下旬，「課業」の見直しとともに前年の人事評価等に基づいて，職員の「等級」の見直しを行う．9段階の等級ごとに昇格基準が設けられており，例えば，

一般職能層の 3 等級から，中間指導職能層の 4 等級に昇格するためには，3 年連続 B 評価以上うち 1 回は A 評価を得ている必要がある．昇格の原則は，下位職能では情意重視であるのに対し，上位職能ではより成果を重視する．

等級に対応する職位としては，6 等級以上から課長職，8 等級以上から部長職と定められている．昇格の審査は，一般職能層は所属長（3 等級は主任職については経営会議），中間指導職能層は経営会議，管理専門職能層は理事会がそれぞれ行う．役職（主任〜部長）への昇格は役職手当の支給に伴い昇給に結び付く．なお，就業規則に定める懲戒の事由に該当する場合を除き，原則降格はない．

2004 年 4 月，自己の能力向上のための仕組みとして，能力開発制度を採用した．そのツールである「個人目標シート（ガントチャート）」（**図表Ⅶ-48**）は，理事長と顧問税理士で策定した．

本制度の導入目的は，年 3 回の面談を通して，信頼関係を構築し，チームワークや職場の風土を活性化すること，個々のレベルの向上を通して，組織のレベルを向上させることにある．中期事業計画から部門方針，部署目標，個人目標と連動しており，年間スケジュールに沿って，医師以外の全職員が個人目標シートを提出する．記載内容は，自己啓発のための目標，到達点，目標スケジュール，アクションプランなどである．

この「個人目標シート」をもとに，年に 3 回の面接を行う．年度末に実施する最後の面接終了後，職員は「人事評価表」（**図表Ⅶ-49**）により 5 段階で評価される．この評価結果は，昇進の際の上司の推薦材料となる．報酬への連動は，現状では年俸制適用者のみとなっているが，いずれそれ以外の職員にも連動させていきたいと考えている．

（2）看護部における能力開発

看護部においては，ベナーの看護論を基本とするクリニカル・ラダー・システム（臨床看護実践能力習熟段階制）を導入しており，臨床看護師の実践能力習熟段階を新人の「レベルⅠ」〜エキスパートの「レベルⅣ」の 4 段階に設定している．レベルⅣ以上を目指す場合には，キャリア・パスは「看護管理領域」と「専門看護領域」に分かれ，看護管理を目指す場合には「認定看護管理者」，専門看護領域においては，「専門看護師」「認定看護師」となるパスを設定している．ただし，現状では当院に必要な分野において認定看護師はいない．

クリニカル・ラダーとは別に，マネジメント・ラダーも構築しており，「管理Ⅰ

4 人事管理　143

図表Ⅶ-48 個人目標シート（ガントチャート）

様式3

所 属		氏 名	0	生年月日	
採用年月日		勤続年数	0	年齢	0

平成 29 年度 目標管理（ガントチャート）

記載日：

記号：━開始、┈┈開始予定、▼一開始終了、▼一継続終了

No	項 目 なにを、どうする	目標（数値・スケジュール） どれくらい、いつまで	アクションプラン 目標達成のため、どのようにするか（手順等に）	目標の種類	結果値（1） 自己評価／1次評価／最終評価	実施計画 4 5 6 7 8 9 10 11 12 1 2 3	進捗度・達成度に対する評価者のコメント	進捗度（2） 継続状況（2） 達成度（3） 自己評価／1次評価／最終評価	進捗度（3） 自己評価／1次評価／最終評価	継続状況度（4） コメント（自己記載用）	判定（4）	点数（5）
1						計画 / 実態						
2						計画 / 実態						
3						計画 / 実態						

目標の変化に対する評価者のコメント
【1次評価者】

【最終評価者】

進捗度・達成度に対する評価者のコメント
【1次評価者】

【最終評価者】

	難易度（1）	進捗度（2）	達成度（3）				
難易度（1）	5 法人全体に波及させる活動を遂行する目標	3 80%超	4 大幅達成（100%超）	判定（2）（3）（4）	4	3	2
	4 2等級以上込みの等級で業務や職務を遂行する目標	2 65〜80%	3 達成（70〜100%）	進捗度	50 30 20 15 10
	3 1等級上の等級で要求されている役割や職務を遂行する目標	1 50%未満	2 未達成（0%超〜70%未満）		40 20 20 15 10 5
	2 要員会・プロジェクト等の長の一員として活動を遂行する目標		1 未着手・無断中断（0%）		10 5 2 1
	1 本人の役割や仕事であるが、遂行できない役割や業務を遂行する目標		【判定（4）】		2 1 0 0
チャレンジ目標	3 時間に努力を担当者として達成が見込める目標				【点数（5）】
	2 努力すれば達成が見込める目標				合計点数 0
	1 時間と努力をそれほど要しないで達成が見込める目標				

● 業績目標…STEPS・部門方針・部署目標を達成するために連ねらかに落とし込まれた目標
● チャレンジ目標…自己啓発をもとにした能力・仕事を開発するための目標（本人の意思を尊重した各事項目標となる）

※ □ は選択欄 □ は記述欄

144　Ⅶ章　ケース・スタディ──病床再編・医療連携・人事管理

図表Ⅶ-49　人事評価表

様式6-2

記載日：平成28年2月16日

平成 27 年度　人事評価表（S）

所属	リハビリテーション科	氏名		等級	5
採用年月日		勤続年数　8	生年月日		年齢

課業・系列・遂行度	自己評価	上司評価	要素	定義（評価）	自己評価	一次評価	最終評価
成績評価							
スタッフ勤務管理	A	A	仕事の質	上司より指示された仕事の出来ばえ、内容の充実度。正確性、信頼性、効果性。	S A B C D　10-8-6-4-2	S A B C D　10-8-6-4-2	S A B C D　10-8-6-4-2
診療報酬管理	A	A	仕事の量	上司から指示された仕事の度合い。迅速・増減速、時間、期限等の評価。	S A B C D　10-8-6-4-2	S A B C D　10-8-6-4-2	S A B C D　10-8-6-4-2
新人指導	A	A	指導育成監督	下位者の知識・技能の向上。または出勤機会付、意識向上の成果の度合い。	A B　8　6	A B　8　6	A B　8　6
患者スケジュール管理	A	A					
スタッフ間の申し送り	A	A					
月報など実施回数統計処理実施	A	A	規律性	日常の服務規律の量度合い。決められた規則問題、上司指示・職場申し合わせ事項など。	B C D　3-2-1	B C D　3-2-1	B C D　3-2-1
学生指導		A					
情意評価				責任性	自分に与えられた守備範囲内を守る様姿勢度合い、自分の役割期待を全力で果たそうとする態度行動。	B C D　4-3-2-1	B C D　4-3-2-1	B C D　4-3-2-1
				B　3	B　3	B　3
			協調性	チームの一員としてその中の円滑調和かパートを行動、良好な人間関係をチームプレイに取組む態度行動。	A B C D　4-3-2-1	A B C D　4-3-2-1	A B C D　4-3-2-1
				A　4	A　4	A　4
			積極性	上司指示以上という改善改革姿勢、自己啓発など進歩へのチャレンジする姿勢。	A B C D　4-3-2-1	A B C D　4-3-2-1	A B C D　4-3-2-1
			原価意識	コストに対する関心を実に示し、ムダ・ムラ・ムリの排除に取組む姿勢。	B C D　3-2-1	B C D　3-2-1	B C D　3-2-1
				B　3	B　3	B　3
能力評価			知識・技能	当該職級格付けされ、組織上の位置づけに深い専門知識技術、求められている知識・技能の充足度。	S A B C D　10-8-6-4-2	S A B C D　10-8-6-4-2	S A B C D　10-8-6-4-2
				A　8	A　8	A　8
			判断力	情報処理能力、状況や条件に適応した仕事の手段方法を決めたり、変化への適切な対応処理ができる。	A B C D　4-3-2-1	A B C D　4-3-2-1	A B C D　4-3-2-1
				A　4	A　4	A　4
			企画力	担当する仕事の目的を達成するために、その方法手段を効果的に立案し、取りまとめ、展開しうる能力。	A B C D　4-3-2-1	A B C D　4-3-2-1	A B C D　4-3-2-1
				A　4	A　4	A　4
			折衝力	仕事を進める上で他人と折衝し、自分の意図、考えを相手に知得し、理解納得させる能力。	A B C D　4-3-2-1	A B C D　4-3-2-1	A B C D　4-3-2-1
				A　4	A　4	A　4
			指導監督力	下位者の業務処理上の能力向上、技能向上させるため適切な指導監督をし、仕事上の指示できる能力。	S A B C D　10-8-6-4-2	S A B C D　10-8-6-4-2	S A B C D　10-8-6-4-2
				B　6	B　6	B　6
合計点数			各評価点数の合計		78	76	76

目標管理項目	点数
「活動」「参加」を重視した評価と評価者を見極めの評価的に実施していく	10
治療機器による治療法の検討を取り組み	1
地域リハ活動支援事業について知識を深める名包括ケア支援セ	30
合計点数の合計	41

総合評価点数	今後の能力開発プラン	（ランク）
117 / 249	[長評]　今年度はスタッフを上手にまとめ、新人についても成長させることができました。来年度はさらにひとりと病院の連携を考えて欲しい。	BC

[研修]

生活行為向上マネジメントの理解を深め、症例報告など実務的な取り組みができた。また、入れ1〜2年目の業務移行状況や休眠講座などどのようなストレスなどにも対応できるよう声掛けや相談にのれるような心掛けた。

[OJT]

地域リハ生活行為向上マネジメントの必要性をスタッフに伝えた。また、入れ1〜2年目の実務者代行の指導の指導した。

[自己啓発]

介護領域や地域リハビリについて知識を深めた。また、積極的に介護予防事業にも参加して地域での医療やリハの専門性に対応した。リハと地域住民が、今後も医療と介護の連携や地域特性を見極めることを提案していきたい。

（ランク）			
A	249〜221	BA	190〜161
B	220〜191	C	130〜61
BC	160〜131		60〜41
	40〜0		

※人事評価の点数が◯点以下の場合は、目標管理点数の合計が41点以上であってもランクを下げる

※ □ は選択欄、□ は記述欄

4　人事管理　　145

（主任）」，「管理Ⅱ（師長）」，「管理Ⅲ（部長・副部長）」に区分している．クリニカル・ラダーには段階ごとの到達レベル，評価項目が設定されており，年3回（4月，10月，翌3月）の所属長との面談により PDCA サイクルが回されている．

　2010 年に看護部長に就任した北村和宏氏（2007 年4月入職）は，これらの看護部における教育体系などを構築している．2010 年から2年間の退職者 30 名にヒアリングを行ったところ，23 名（複数回答）から「興味が持てない・やりがいがない」との声があった．そこで，看護部のキャリア開発の促進として，当院の提供する医療に沿った「呼吸機能，摂食・嚥下・口腔機能に特化したリハビリテーション・スキルの獲得」などを掲げている．具体的には，「慢性呼吸器疾患看護」，「脳卒中リハビリテーション看護」，「摂食・嚥下障害看護」分野における認定看護師の養成とそのための奨学金制度の導入などを検討している（**図表Ⅶ-49**）．

4-5　給与体系

（1）基本的な給与体系

　1997 年に理事長が作成した俸給表は，「行政職（一）」「医療職（二）」「医療職（三）」「準正職員」の4種類から成る．「行政職（一）」は事務職員と社会福祉士，「医療職（二）」は看護職員以外の医療職，「医療職（三）」は看護職員に適用される．準正職員は「準正職員」俸給表が適用される．国家公務員の俸給表の種別を参考にしているが，号俸・等級数，および1号俸当たりの昇給ピッチは，当院の旧給与体系など実態に合わせて組み直した．国家公務員の俸給表との主な相違点としては，号俸数が大幅に圧縮された．同一等級に留まり続けるのではなく，上位等級に昇格を志向させることで職員のモチベーションが向上するようにしている．現状では，人事評価の結果は，昇給とは連動せず，賞与考課も実施していない．原則として減給になる職員はおらず，年功序列の右肩上がりの給与体系となっている．ベースアップは約 15 年間実施していない．毎年4月に，全職員が自動的に1号俸昇給する仕組みとなっている．

　賞与は全員に月額俸給の 4.1 カ月分が決まって支給される．基本額は 4.0 カ月分であるが，年間 0.1 カ月分前後を労働組合との団体交渉によって上積みしている．なお，基本額は就業規則などに定めているものではなく，過去からの踏襲である．

　ちなみに，当院における看護職員の平均年収（2013 年度）は 543 万円（勤続年数 7.1 年），准看護師は 455 万円（同 5.2 年）であり，全国・北海道平均と比較しても，

高水準である[注14].

医師の給与は年俸制であり，理事長との個別の話し合い（常務理事である事務長が面談に同席）で決めており，体系的な業績評価は行っていない．現在のところ，報酬額で合意に至らなかったことはない．なお，医師は全員医長以上の役職にあるが，役職手当という形での別途支給は行っていない．

また，当法人は社会医療法人としてへき地診療所への医師派遣を行っている．この派遣手当は，法人の収益とするのではなく，派遣される医師に直接支給している．当院から派遣先のへき地診療所には，移動時間は2時間半程度である．例えば，小樽近辺への派遣の場合は，謝金は2泊3日で30万円程度（交通費込み）である．法人としては，年間120日程度，医師を派遣している．

介護職員については，正職員であれば「医療職（二）」，準正職員は「準正職員」の俸給表がそれぞれ適用される．「準正職員」俸給表において等級は1級のみであり，基本給の最高額は20号俸（205,200円）である．

(2) 年俸制の活用

年俸制は，1995年に事務長（当時，事務次長）のみを対象に導入されたが，2004年10月に希望する一般の職員にも対象を拡大した．対象者の多くは，職員自身の手上げというよりも，中途採用者の収入を前職と同水準に維持するために，管理職のうち所長クラスに就任する者について本人との話し合いのうえで適用となるケースが多い．前職待遇で経験者を中途採用する場合でも，事前にその旨を労働組合に内諾を得ることがある．

2015年4月1日現在，管理職を中心とした40名が年俸制適用者である．40名の内訳を職種別にみると看護師8名，リハビリテーション療法士10名，事務職11名などである．年俸制を希望する職員は，自身で労働組合と交渉し合意のうえで，組合を脱退することになっている．

なお，年俸制対象者の給与体系は原則一般職員と変わらないが，別途「考課給」という仕組みがあり，業績に応じて給与が増える余地がある．年俸制対象者の賞与は4.0カ月である．

考課給は一律2,500円/月が支給されるため，年間16カ月（12カ月＋賞与4.0

注14　2013年度 厚生労働省「賃金構造基本統計調査」によると，看護師（男女計）の平均年収は全国約472万円（勤続年数7.4年），北海道481万円（7.3年）．准看護師（男女計）の平均年収は，全国約399万円（10.2年），北海道441万円（6.9年）．

4　人事管理　147

カ月)分で年間 4 万円である(基本給 25 万円の職員の場合,0.16 カ月分に相当).また,その年にプラスとなった考課給は次年度以降も継続して支給される.例えば 2014 年に考課給 2,500 円が支給された職員が翌年度も支給対象となった場合は,2015 年度の考課給は 5,000 円(2,500 円 + 2,500 円)となる.

(3) 介護職員の処遇改善

2008 年から一般の介護職員は,準正職員〔時給制のフルタイムパートと,月給制(賞与なし)の契約職員〕としての入職となっている.当法人における準正職員は,就業時間,仕事内容は正職員と同様だが,退職金がなく,手当も通勤手当のみとなっている.また,前出のとおり準正職員が適用される俸給表の等級は 1 級のみであり,基本給の最高額は 20 号俸(205,200 円)である.なお,正職員の介護職員は,「医療職(Ⅱ)」俸給表が適用される.

2012 年 10 月に内閣府から示された「キャリア段位制度創設」を基に,「職員の人間性」の要素を加味した法人独自の介護職員評価制度策定を目指している.

現在,正職員への昇格には,上司の推薦という形式をとっているが,今後は,新制度によるキャリア・アップや能力開発,または正職員登用時の評価基準・ツールとして検討している.2015 年 9 月に介護福祉士の準正職員(法人全体 49 名)を対象に,キャリア段位制度に準じた「技術評価」(評価者:自己,所属長)と,能力開発制度に準じた「情意・意欲評価」(評価者:自己,所属長,同僚)を用いてオリジナル評価制度を創り,評価を行った.

その結果,2015 年 10 月に 49 名のうち 10 名を正職員に登用することとなった.正職員登用により増加した人件費は介護職員処遇改善加算を当てた.当法人は加算要件を満たしていたので,正職員登用の経費に処遇改善加算の一部を当てても,準正職員に前年以上の支給額を確保することができた.

なお,介護職の処遇改善加算は準正職員およびパート職員に毎月支給の手当とボーナスにも当てている.ただし,医療保険適用の当院 3・4 階病棟に勤務する職員は対象外となるため,職員の勤務異動により幅広く行き届くよう配慮している.

4-6　定着に向けた施策

理事長は,職員の心身の状態が把握できてこそ,適材適所が実現すると考えている.そのために,定期的に職員のキャリアに対する考え方や,メンタルヘルス

の状況などを把握できるよう，定期的に後述する「人事異動希望調査ならびにメンタルヘルスに関する調査票」による職員の意識調査を行っている．

（1）法人メンタルヘルス室の設置

　理事長は，以前から離職の主な原因は，職場での不適応などの人間関係の問題によるものが多いと認識していた．対応策として，2010年に法人メンタルヘルス室を設置した．室長には，池田前看護部長が就任した．池田室長は勤続40年のベテランであり，いったん当院を定年退職したものの，メンタル・ヘルス室立ち上げとともに室長に就任する．院内の状況を熟知していることや，信頼を得た人柄から，面談者は年々増加している．2013年度の面談延べ人数は308人に及ぶ．

　相談体制としては，法人のグループホーム内に専用個室を用意し，月～金曜日まで相談できる．専用番号による電話相談も可能である．相談内容は職員本人の希望がない場合，原則として，法人へは報告されず，秘匿性が担保される仕組みとなっている．「原則」に当たらないものとしては，職員本人にうつ病などの精神症状による自殺念慮などの危険性があるとメンタル・ヘルス室担当者が認め，早急に専門病院を受診させる必要がある場合に，法人の認定産業医に伝えるケースのみである．新入職員には，年4回（入社1カ月，3カ月，半年，1年後）の面談を行っており，当室設置後，新入職員の離職防止に成果が表れつつある（**図表Ⅶ-50～52**）．

　相談内容は，職場の人間関係，上司への不満，自身の健康問題，キャリアへの不安など，多岐にわたる．若い職員は，自身のキャリア・イメージや，周囲からの評価とのギャップに悩むことが多く，ある程度の経験年数の職員は，「自分は必要とされていないのではないか」と自身の存在意義について悩む傾向にあるという．池田室長は，傾聴することで解決することもあるという．

　精神科診療所など専門機関を紹介することもあり，必要に応じて池田室長が同行することもある．法人として対処すべき問題と池田室長が考えた場合は，相談者本人の了解を取ったうえで，理事長らに相談するケースがある．

（2）「人事異動希望調査ならびにメンタルヘルスに関する調査票」の導入

　2010年より適切な要員管理・適材適所が実現するよう，年2回，パート職員を除く全ての職員が「人事異動希望調査ならびにメンタルヘルスに関する調査票」を提出している．2011年からは所属長への直接の手渡し方式を改め，理事長宛ての

4　人事管理　149

図表Ⅶ-50　本院全体の離職率推移

	2010 年	2011 年	2012 年	2013 年	2014 年
全員(%)	14.1	18.3	17.8	14.9	12.2
看護職員(%)	9.0	16.4	14.0	12.5	16.0

図表Ⅶ-51　本院新入職員の離職率推移

	2010 年	2011 年	2012 年	2013 年	2014 年
全員(%)	18.2	25.6	15.6	10.6	12.0
看護職員(%)	18.2	28.6	12.5	6.7	17.6

図表Ⅶ-52　新入職員(法人全体)の離職率推移

	2010 年	2011 年	2012 年	2013 年	2014 年
新入職員数(人)	51	64	55	69	83
退職者数(人)	12	10	10	7	8
離職率(%)	23.5	15.6	18.1	10.1	19.6

返信用封筒を同封しており，直接理事長に届くようになっている．

　本調査票は，「Ⅰ異動希望の有無とその理由」「Ⅱ他事業所の見学希望について」「Ⅲメンタルヘルス室の面談希望について」の3部から構成されている（**図表Ⅶ-53**）．他事業所の見学希望は，2015年度に追加した項目である．将来的に異動を希望する職員が，希望先の職場を見学しておきたいという要望があったためである．

　「Ⅰ異動希望の有無とその理由」に記載があった場合は，管理職とも共有しているが，「Ⅲメンタルヘルス室の面談希望について」は，理事長から直接メンタルヘルス室に連絡し，面談が行われている．

　異動希望があった場合，法人業務管理室が面談を行い，他の事業所間の人員の状況も考慮に入れながら異動の調整に入る．例年，7～8割程度の職員は希望どおりの異動ができている．異動希望が叶うことで離職の防止にもつながる側面もある．

　2015年1月の調査では，440名中18名から異動希望があった．18名の内訳は，

図表Ⅶ-53　人事異動ならびにメンタルヘルスに関する調査票

平成29年度　異動希望・メンタルヘルス・見学希望に関する調査票（2回目）

※それぞれに希望がない場合でも**必ずご返送ください**

提出締め切り： 平成30年1月19日（金）必着

記載日：平成　　　年　　　月　　　日

事業所名：		氏名		生年月日 S・H　　年　　月　　日	年齢 才
部署名：					

法人入社年月日	S・H　　年　　月　　日	職名		職名に対する通算経験年数※前職含む	年
現部署配属年月日	S・H　　年　　月　　日				

Ⅰ. 異動希望について

①異動の希望はありますか？　　　あり　・　なし　　※「あり」の場合、必ず 希望異動先 と 理由 を記載してください。

②希望異動先　　　事業所名：　　　　　　　　　　　　部署名：

③理由

Ⅱ. メンタルヘルス室の面談希望について ※メンタルヘルス室が担当

①メンタルヘルス室の面談を希望しますか？　　　あり　・　なし　　※「あり」の場合、必ず 理由 を記載してください。

②理由

Ⅲ. 他事業所の見学希望について　　　　※見学希望"あり"の方は事業所名・氏名を記載してください

①他事業所の見学希望はありますか？　　あり・なし　　事業所名：　　　　　　氏名

②見学希望事業所　　　事業所名：　　　　　　　　　　部署名：

③理由…該当の項目に○をつけ、具体的な理由を右にお書きください。※複数選択可

○	近々で異動希望	
○	将来の異動希望	
○	スキルアップ	
○	その他	

社会医療法人　高橋病院

4　人事管理　　151

図表Ⅶ-54　異動希望欄に記載されたコメント一例

異動希望	職種	コメント
あり 5階：介護療養病棟	介護職員	介護福祉士の資格を取る勉強をしたいため.
なし	看護師	先日は理事長と話をする時間を設けて頂き感謝しております. この度, 外来勤務異動があると聞き大変気持ちが楽になりました. 今後は通院しやすい明るい外来を目指し協力していきたいと思います. いろいろありがとうございました.
なし	看護師	異動希望はありませんが, 退職を考えています.
なし	准看護師	4階から3階に異動していただいてからは, 精神的にも落ち着いて仕事をしています. ありがとうございました.
なし	介護福祉士	いろいろありましたが, これからもゆとりろ(老健)3階で認知症ケアについて学びたいと思います.

※括弧内は著者注記, 一部表記修正

本院の看護部 7 名, 老健 7 名, その他の事業所 4 名である. メンタルヘルス室の面談希望者は 11 名で, 上記「Ⅰ」〜「Ⅲ」に属さない記述があった者は 14 名であった. 対応が必要なケースは理事長自ら面談を行っている.

　異動希望欄に記載された内容の一例は**図表Ⅶ-54**のとおりである. 異動希望が「なし」であっても, さまざまなコメントが書き込まれており, トップと職員のコミュニケーションツールの一つとしても機能している.

(3) ワーク・ライフ・バランス対策

　2012 年 4 月から, 子育て世代の就労などを支えるため, 短時間正職員制度を開始した. 2015 年 7 月現在, 看護師 5 名, 作業療法士 1 名が利用している. また, 作業療法士 1 名, 介護福祉士 1 名が育児短時間勤務の適用を受けている. 当初, 夜勤の担い手が減ることを懸念していたが, 現時点では問題もなく運用できている.

　多様な勤務形態としては, 勤務時間の短縮(パート)や, 夜勤の形態多様化を行っている. 夜勤形態として 3 種類設けており,「夜勤免除」「夜勤緩和(月 2 回まで)」「夜勤専従(夜勤 9 回のみの正職員)」がある. 2014 年時点でそれぞれ 6 名, 1 名, 5 名が選択している.

図表Ⅶ-55 法人の収益と人件費の推移

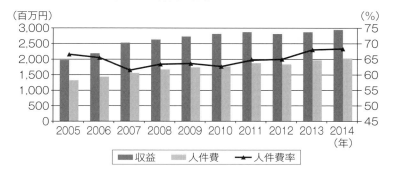

4-7 今後の課題

(1) 総額人件費のマネジメント

　法人の収益と人件費の推移については，2005～2014年までの10年間の前半5年（2005～2009年）と後半5年（2010～2014年）では様相が異なっている．前半は，法人全体の収益が年平均8.4％増加と，人件費の増加ペース（年平均7.2％）を上回っており，手厚いリハビリテーション療法士の人員配置や，定期昇給に伴う人件費増を吸収できていた．しかしながら，後半5年はこれ以上の規模拡大を戦略的に見合わせていることなどもあり，収益の年平均増加率が1.25％（本院2.15％）であるのに対し，人件費は3.43％増（同3.27％）と収益の伸びを上回るペースで増加している（**図表Ⅶ-55**）[注15]．

　法人全体の人件費率は，高いように見えるが，他の回復期・慢性期の病院とほぼ同じレベルであり，法人としての利益率を一定程度確保している．これには，病院として医療密度を高めるための新規採用の増加，法人としての事業拡大による若手職員の新規採用（特にリハビリ職員）の増加が続き，その結果，平均年齢は高まらず推移している（**図表Ⅶ-56**）．すなわち，間接的な総額人件費を管理することによって実現している．しかしながら，2010年以降は平均年齢も上昇傾向に

注15　福祉医療機構の調査（2015年1月）では，回復期リハビリテーション病院の人件費率等は次のとおり．回復期リハビリテーション病院：人件費率55.7％，医療材料費16.2％，経常利益率2.7％．回復期リハビリテーション専門病院：人件費率61.0％，医療材料費5.1％，経常利益率9.0％．※総床に占める回復期リハビリテーション病床が50％以下を回リハ病院，50％超を回復期リハビリテーション専門病院．

図表Ⅶ-56 職員の平均年齢の推移

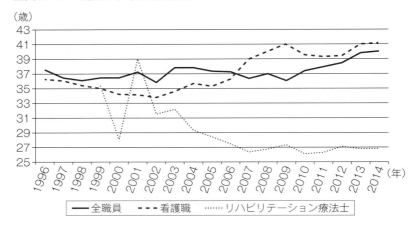

転じている.

　定期昇給に伴い生じる約1.8%の人件費増への対応として，俸給表の見直しが喫緊の課題となっている．現在まで，老健，グループホームの新設，回復期リハビリテーション病棟の導入等の事業展開により収入増であったこと，約10%程度の人員の入れ替えがあったこと，非正規雇用のウエイトが高かったことなどから，人件費増を圧縮し，収入増でカバーすることが可能であった．しかし，診療報酬，介護報酬改定も厳しい見通しであり，法人としても将来の介護人材確保，指導者層の人材難，連携上の問題から事業の拡大を見合わせているので，今後は人件費が経営上の課題となってくる．

　法人としては，2015年度中に俸給表の見直しを行う予定であったが，その後の議論の結果，保留となっている．検討の結果，いくつか課題が浮き彫りになったからである．まず，外部環境として近隣の回復期2病院における給与水準との兼ね合いがある．現状では当院の水準が高い．近隣のある病院も人件費率の上昇に悩んでいるが，労働組合が強いため当面給与水準が下がる見込みはない．そのような中で当院のみが給与水準を引き下げることへの懸念がある．事務長は2病院の事務長との個人的な情報交換により，給与規程を入手するなど情報収集している．

　また，2015年度の業績が2015年9月末時点で，収益ベースで予定より46,000

図表Ⅶ-57 「法人の目標や目指す方向の示し方は明確ですか」の回答結果(2014年)

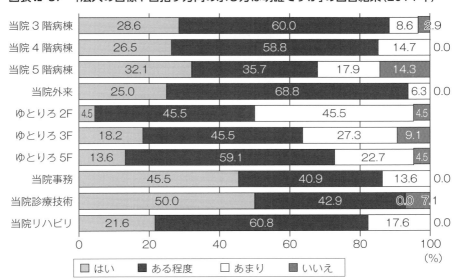

千円少ない結果となったため，労働組合からの要求であった賞与年4.3カ月を0.3カ月抑制して4.0カ月の支給とした．結果的に1,800万円の削減ができたため，当面賞与での調整でしのげるのではないかという議論も出てきている．さらに，号俸の細分化を行うと，従来のように一律1号俸アップという形にならないため，中途採用職員の入職時の号俸への当てはめが難しくなる可能性がある．

(2) 法人全体の職員満足度の向上

当法人では，年1回全職員に対する職員満足度調査を実施し，業務改善に活用している．2014年度の結果を見ると，本院で比較的満足度が高いのに対して，法人の介護事業所などにおいて本院と比較して低い満足度が見受けられた．今後，この原因を特定し，解決策を検討する予定である．一例を示すと，「法人の目標や目指す方向の示し方は明確ですか」という問いに対し，本院は総じてある程度明確であると回答した割合が80〜90％を占めているが，老健ではフロアによっては50％程度まで落ち込んでいる（**図表Ⅶ-57**）．

また，「知人に自身の職場で働くことを勧めたいですか」という問いに対して，

図表Ⅶ-58 「知人に自身の職場で働くことを勧めたいですか」の回答結果

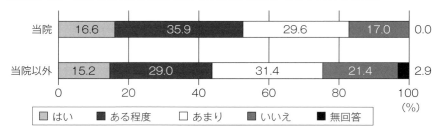

　当院では52.5%の職員が前向きな回答をしているのに対して，当院以外ではその割合は，44.2%となっている（**図表Ⅶ-58**）[注16]．

　満足度調査の結果は改善活動につなげている．法人の意向の理解度や，職場環境の満足度などは，中間管理職である所属長に起因するところが大きいと考えられており，問題がある結果が出た場合には，所属長の業務内容を含めて精査している．

注16　介護職員の就職経路のうち最も多いルートは「知人・友人の紹介」である．介護労働安定センターが実施した「2014年度 介護労働実態調査」では，「現在の法人に就職したきっかけ」という問いに対し，33.9%を占めた（1位）．2位は「ハローワーク・人材銀行」の25.5%．

索引

数字・欧文

1次医療（プライマリ・ケア）　4
2次医療　65
2次医療圏　66, 68
7対1入院基本料　47, 70, 71

administrator　23
AMA（American Medical Association）　14
AUPHA（Association of University Programs in Health Administration）　23

Bälz, Erwin von　2
Barnard, Chester　28
BMA（British Medical Association）　13, 14

CAHME（Commission on Healthcare Management Education）　23
Codman, Ernest Amory　4
consultant（顧問医）　16

district general hospital（DGH；地区総合病院）　16
doctor's fee　16

DPC／PDPS（Diagnosis Procedure Combination／Per Diem Payment System）　10, 71
DPC分類　61
DRG（Diagnosis Related Groups；診断群）　9

EBM（evidence-based medicine；根拠に基づく医療）　8

Flexner報告　14
Freidson, Eliot　1, 10

general management skill　40
general practitioner（GP；一般医）　14

Hawthorne効果　41
Hill-Burton法　17, 21
hospital administration　23
hospitalist　22

Joint Commission on Accreditation of Hospitals（病院認定合同委員会）　16

157

MacEachern, Malcolm Thomas　23〜25

Mayo, Elton　41, 43

Mintzberg, Henry　28〜31, 35, 37

Medicare　5, 10, 14, 32

NHS（National Health Service）　14, 15

Nightingale, Florence　22, 23

peer review　20

poor house（貧困院）　15

PPS（Prospective Payment System；
　事前支払方式）　9

Quality Indicator 事業　34

resident（研修医）　17, 46

Smith, Adam　3

STEPS（中期事業計画）　140

SWOT 分析　75

Taylor, Fredrick Winslow　40, 41, 43

voluntary 病院　15

和文

あ

亜急性期病床　74, 105

アップコーディング　61, 72〜74

い・え

医学専門領域諮問機構　17

医局制度　20, 26, 44

医局人事　20, 44

医師の働き方　45

医師団　4, 16, 17, 20, 23, 31

医師不足　18, 21

医師法　2, 6, 18

医療計画　66, 78

医療スタッフ（コメディカル）　40, 49〜51

医療費　6, 9, 10, 67〜69, 76, 77

医療法　5, 24, 65, 66

医療連携　65, 75, 108, 132

一般医（GP）　14, 16, 22

一般的管理技能　40, 50〜52

一般病床　66

営利病院　15

か

介護医療院　72

介護職　5, 48, 71, 148

介護費　68, 76, 77

開業志向　44

回復期リハビリテーション病棟　74, 76, 95

階梯式配賦　58, 59

開放的連携　77〜79

外部労働市場　43, 44, 47, 48

科学的管理　40, 41, 43

駆け込み増床　66

患者満足度　36

看護部　31, 37, 47, 58

管理会計　54, 56, 58, 60, 63

管理者　23, 25, 43, 45, 50, 52, 56, 63, 64, 69

管理職志向　20, 32, 44, 47, 50

き

北里柴三郎　18

技術部　29, 35

基準病床　66, 67

機能性　55

機能分化　70

規範　35〜37

キャッシュ・フロー計算書　54

キャリア・パス　51, 143

急性期一般入院基本料　71

急性期病床　67, 69, 79

給与費　58, 59

金銭的報酬　44, 45

く・け

クリニカル・パス　32, 61, 64

クリニカル・ラダー　143

研究者志向　18

権限　28〜32, 34, 35, 37, 49, 69

研修医（resident）　16, 17, 46

こ

コアの人材　50, 51

高次機能病院　37

効率性　3, 4

効率化　3〜5, 16, 33, 37, 38, 69, 78

公立病院　7, 19, 37, 38, 43, 51, 54

国立病院（国立病院機構）　9, 25, 38, 50

国立保健医療科学院　25

コスト・センター　57

コメディカル（医療スタッフ）　32, 40, 49

顧問医（consultant）　16, 20

さ

済生会病院　19

在院日数　58, 66, 71, 74, 79

在宅復帰率　74, 104

財務会計　54

材料費　55, 59

裁量権　1, 4, 5, 8, 10, 30, 32, 33, 37, 56

サブスペシャリスト　44

し

指揮系統　31, 37

指揮権　23, 31

支持部　29〜31, 34, 49

実働部　29〜32, 34, 35, 37, 38, 49

事務職　49〜52, 60

収益性　55

重症度，医療・看護必要度　48, 70, 71

生涯学習　43, 44

生涯教育　45

職員紹介制度　136, 137

職員満足度　155

職業倫理　2

職能給　42

職務給　42

人員配置　5, 25, 47, 58

人件費　4, 6, 9, 40〜44, 51, 55, 60, 70, 75, 153

人事管理　40, 42〜44, 47, 49, 52, 134

診療科別管理会計　45, 58, 60, 63, 75

診療圏　76

診療報酬　25, 26, 44, 45, 47, 48, 58, 69〜71, 78, 79, 103

せ

成果主義　42

生活保護費　68

正職員　7, 42, 148

生産性　41, 55

設備・施設費　59

索引　　159

専門医　6, 7, 14, 16〜18, 20〜22, 25, 26, 31, 44, 45, 75
専門医志向　21
専門職　1, 2, 10, 13, 18, 44, 47, 49
専門職官僚制　31, 37
専門職大学院　23, 26

そ

総合医　22, 26, 51
損益計算書　55

た

貸借対照表　55
タスク・シフティング　4, 5
短時間正職員制度　7, 52

ち

地位財　7, 21, 25
地域医療介護総合確保基金　69
地域医療計画　66, 78
地域医療構想　67, 69, 78, 106
地域医療支援病院　63, 66
地域医療連携推進法人　52, 78
地域一般病棟　74
地域包括ケアシステム　67
地域包括ケア病床　74, 104, 105
チェック・リスト　33
地区総合病院(DGH)　16, 21
地元志向　48
中間管理部　29, 30, 35
中期事業計画　140

て・と

出来高払い　8, 10, 61, 69, 72〜74
等価係数　60

特殊原価調査　58, 60
特定行為に係る看護師の研修制度　5
特例許可老人病棟　97
トップ　29〜31, 34, 35, 37, 38

な・に

内部労働市場　44, 50
二重権限下　31
人間関係論　41, 43
日本医師会　18
日本的経営　35, 41
日本医療・病院管理学会　25
入院医療管理料　71
入院基本料　47, 48, 71

ね

年功給　41〜44, 51
年俸制　44, 147

ひ

非金銭的報酬　7, 44, 45, 51
ビジョン　52, 69, 78
非正規雇用者　42
必要病床数　66〜69
標準化
　——. 技能　30, 35, 38
　——. 規範　35, 36, 38
　——. 業務　29, 30, 32, 35, 94
　——. 工程　29
　——. プロセス　32, 38, 61
病院管理学修士　23
病院管理研究所　25
病院調査建設法　17
病院認定合同委員会　17
病床機能　65, 67, 70, 75, 107

病床区分　68

病床再編　95

貧困院（poor house）　15

ふ・へ

プライマリ・ケア（1次医療）　4, 7, 20

プロフィット・センター　57

閉鎖的連携　77〜79

ほ

包括払い　8, 10

包括報酬　9

包括評価　72, 74

保健師・助産師・看護師法（旧・保健婦・
　助産婦・看護婦法）　24

ま

慢性期病床　67, 68, 79

慢性期包括評価　72, 74

や行

役割等級制度　42

予算方式　9

吉田幸雄　25

ら行

療養病床　66, 72

連携　51, 54, 76〜78, 110

老人医療費無料化　66, 71

わ

ワーク・ライフ・バランス　6, 46, 52, 152